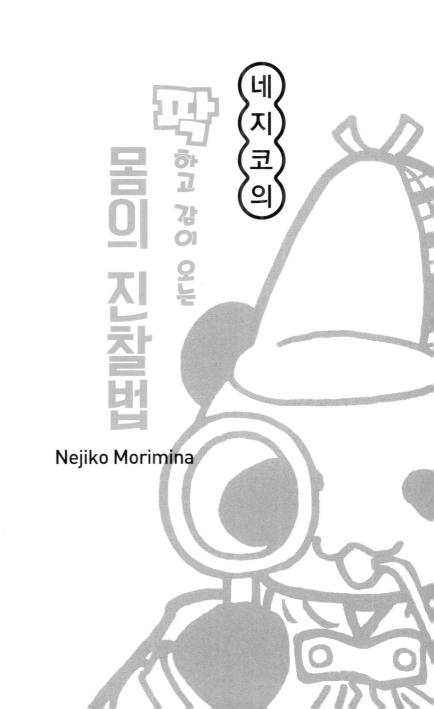

네지코의 팍 하고 감이 오는 몸의 진찰법

Nejiko Morimina

네지코의 팍 하고 감이 오는
몸의 진찰법

첫째판 1쇄 인쇄 | 2016년 1월 5일
첫째판 1쇄 발행 | 2016년 1월 10일

지 은 이 Nejiko Morimina
옮 긴 이 공순복
감   수 서대원
발 행 인 장주연
출 판 기 획 조은희
편집디자인 오선아
표지디자인 오선아
발 행 처 군자출판사
　　　　　등록 제4-139호(1991.6.24)
　　　　　(10881)경기도 파주시 회동길 338(서패동 474-1)
　　　　　전화 (031)943-1888　팩스 (031)943-0209
　　　　　www.koonja.co.kr

Authorized translation from the Japanese language edition, entitled
ねじ子の ぐっとくる体のみかた
ISBN: 978-4-260-01771-8
著: 森皆 ねじ子
published by IGAKU-SHOIN LTD.,TOKYO Copyright© 2013
All Rights Reserved. No part of this book may be reproduced or transmitted in any form or by any means, electronic or
mechanical, including photocopying, recording or by any information storage retrieval system, without permission from
IGAKU-SHOIN LTD.
Korean language edition published by KOONJA PUBLISHING INC. Copyright© 2016

· 파본은 교환하여 드립니다.
· 검인은 저자와 합의 하에 생략합니다.

ISBN 978-89-6278-438-1
정가 15,000원

첫머리
조언

이 책에서 사용하는
탐정비밀도구

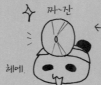

짜~잔

헤에

← 의사의 심벌이지만
이것은 그다지
사용하지 않습니다.

1

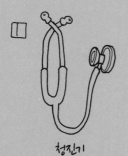

청진기

2

번쩍——

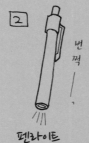

펜라이트

3

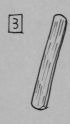

설압자

이상
3가지!!

서 두 에

여러분 안녕하세요? 모리미나 네지코(森皆ねじ子)입니다. 이 책은 「몸의 진찰법」입니다. 여러 분의 신체를 보는 방법으로, 오랜 옛날부터 이어져 온 의료의 기본이라고도 할 수 있지요. 의사 의 생계수단이기도 하구요.

하지만, 신체를 「보는」 것은 누구나 할 수 있습니다. 매일 어린이를 정성스럽게 돌보고 있는 엄 마는 어떤 의사보다도 신속하고 정확하게, 어린이의 변화를 알 수가 있습니다. 자신의 병을 잘 이해하며 자기관리를 하는 환자는 의사보다도 훨씬 민감하게 자기 몸의 변화를 자각합니다. 그 럼, 보다 상세히 「보려면」 어떻게 해야 할까요? 단순하게 「보는 것」만으로는 정보를 얻을 수가 없 습니다. 포인트를 파악하여 「관찰」 해야 합니다.

그 유명한 명탐정 셜록 홈즈는 『보헤미아의 스캔들』 중에서 와트슨과 이런 대화를 하고 있습니다.

「자네는 보고만 있을 뿐, 관찰은 하고 있지 않군. 그 차이는 명백하지. 예를 들어 자네는 현관 에서 이방으로 올라오는 계단을 늘 보고 있지」
「늘 보고 있지」
「어느 정도?」
「글쎄, 몇 백번은 봤을 걸」
「그럼, 계단이 몇 개인지 아나?」
「몇 개냐고? 글쎄, 모르겠는데」
「그렇지. 자네는 관찰을 하고 있지 않아. 다만 보고 있을 뿐이지. 내가 말하고 싶은 것이 바로 그 점 일세. 알겠나, 나는 계단이 17개라는 것을 알고 있네. 나는 볼 뿐만 아니라 관찰도 하고 있거든」

(네지코 번역)

홈즈 정도는 아니더라도, 몸을 「관찰」 하는 것은 충분히 가능합니다. 눈과 귀, 손과 몸이 있으면, 실은 누구라도 가능합니다. 의사나 의료종사자가 아니더라도, 포인트만 파악하면 일반인들도 할 수 있습니다. 중요한 점은 포인트를 파악하는 것과, 핀트를 맞추어 보는 것입니다.

이 책이 그 「포인트」를 알기 쉽게 전달하는 한 수단이 되기를 바라마지 않습니다.

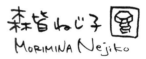

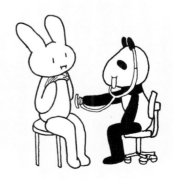

감수자 서문

진찰은 아무리 진단적 검사가 발달해도 중요한 진료의 한 부분입니다. 효율적인 검사와 빠르고 정확한 진단을 내리기 위해서 신체 진찰은 필수적입니다. 현대 의료는 전문화되면서 최신 전문 검사로 집중되고 있어 신체 진찰은 간과되기 쉽습니다. 임상에서는 신체 진찰을 시행하기보다는 손쉽게 검사 결과를 통해서 진단을 내리는 경우도 종종 볼 수 있습니다. 이러한 검사 위주의 진료는 임상 진료 현장에서는 바람직하지 않습니다. 환자를 만나 세밀한 병력청취를 하고, 그에 따른 완벽한 진찰을 하고, 이를 토대로 정확한 진단을 내리는 것이 응급상황을 포함한 다양한 문제를 가지고 있는 환자를 가장 잘 진료하는 방법이기 때문입니다. 이러한 점에서 신체진찰을 잘 배우고 정확히 이해하는 것은 매우 중요합니다. 우리나라 의사국가고시에서도 실기시험으로 OSCE와 CPX를 채택하고 있어서 신체진찰을 잘 시행해야 의사면허증을 딸 수 있습니다.

신체진찰은 단순히 글과 사진으로 이루어진 책을 읽어서 실제 시행할 수 있을 정도로 이해도를 높이기 어렵습니다. 이에 네지코선생님의 실제와 같은 만화 그리고 문장에서는 표현할 수 없는 재미있는 대화식 표현들은 신체 진찰을 배우는데 매우 효과적으로 보입니다. 간결한 표현으로 중요한 내용을 함축적으로 담고 있고, 처음부터 끝까지 읽어가는 데 만화책 보듯이 술술 넘어가게 될 정도로 아주 재미있게 만들어졌습니다. 신체진찰을 쉽게 터득하기 위해서는 먼저 진찰 방법 전체를 파악하는 것이 중요한 데 이러한 면에서 처음부터 흥미를 가지고 전체까지 읽을 수 있다는 것은 매우 중요합니다. 물론 간결한 용어로 중요한 포인트를 지적하고 있고, 재미있는 그림으로 다양한 내용을 함축하고 있어서 반복해 볼수록 더욱 흥미를 더해갈 수 있습니다. 과학, 역사, 여행 등 여러 분야에 잘 알려진 만화책에 익숙한 분들은 더욱더 흥미를 느낄 것으로 생각됩니다.

네지코 선생님의 "팍하고 감이 오는 몸의 진찰 법"의 본 책자에서는 신체진찰인 시진, 청진, 타진, 촉진을 부위별로 안면, 목, 가슴, 배 그리고 손발로 나누어 설명하고 있습니다. "실전 신경학적 진찰(군자출판사, 2012)"을 집필한 저자도 신경학적 진찰을 신체 기능적 구분에 따라 기술하였었습니다. 이러한 방식은 단순 지식으로 암기하는 것보다 실제적인 방법으로 습득하는 데 매우 효과적입니다. 본문 중에 원저자의 표현을 남겨두어 현실감을 느끼며 읽을 수 있게 하였고, 현장감 있는 표현으로 일본의 의료 현장 일부를 엿볼 수도 있습니다. 독자들 모두 흥미를 가지고 신체 진찰을 쉽게 습득하시기를 바라며, 끝으로 감수 기회를 주신 군자출판사 여러분께 감사드립니다.

2016
서대원

이 책의 사용 설명서

✽ 본서에서는 의사가 의사인 연유인 「진찰」에 관해서 이야기하겠습니다. 「진찰」은 의사와 치과의사를 위해서 있는 말입니다. 「진찰」로 돈을 받아도 되는 것은 의사와 치과의사뿐이니까요. 하지만 환자의 상태를 잘 보고 생각한 후, 다음에 어떻게 할지를 판단하는 것은 의사, 간호사, 간호 도우미, 구명 구조대 등 의료종사자들이 매일 하고 있는 것입니다. 그뿐 아니라, 열이 나는 어린이를 간호하는 부모, 노인을 간호하는 분, 많은 어린이를 돌보는 보육사나 학교 선생님도, 「상태가 나빠진 사람」을 간호하는 모든 사람이 자연히 취하는 행동입니다. 환자를 보고 「내버려 둬도 괜찮을 거야」, 「시중에서 파는 약을 먹이자」, 「이 병은 병원에 데리고 가야겠다」라고 판단하거나, 병으로 힘들어하는 사람을 「어떻게든 도와주고 싶다」고 생각할 때, 누구나가 「진찰」과 「진단」을 한다 해도 과언이 아닙니다. 단 그 진찰의 포인트가 전문직인 경우 좀 더 정확할 뿐입니다.

✽ 일반적인 내과 외래라면, 우선 전신을 대강 보고 확실한 이상을 발견하면 그것으로 충분합니다. 전문의라면 좀 더 전문적인 사항을 자세히 볼 필요가 있습니다. 전문과목이 피부과면 확대경이나 카메라를 사용하여 피부를 자세히 보고, 대장항문과면 항문 속 구석구석까지 봅니다. 병리과, 현미경 수준까지 장기를 관찰하여 병을 찾아야 합니다. 하지만 모든 의사가 그렇게까지 할 필요는 없습니다. 어디를 어디까지 보는가는 그때마다 상황에 따라서 달라집니다.

✽ 그래서 이번 책은 우선 네지코가 「일반적인 내과 진찰을 하는 것」을 염두에 두고, 「일반적인 내과에 입원했을 때에 파악해야 할 신체 소견」을 목표로 기술하였습니다. 또 「수련의가 외래에 온 환자를 대략적으로 진찰하는 방법」이기도 합니다. 범용성이 가장 높아서, 여러 상황에서도 대응할 수 있는 진찰 포인트를 선택하였습니다.

✽ 내용은 전공의와 의대생을 대상으로 하였지만 결코 어려운 내용은 아닙니다. 의사가 하고 있는 것을, 다른 의료종사자인 여러분은 적절히 자기 병원의 룰이나 관습으로 전환해, 이해하고 실천하십시오.

✽ 이 만화는 「진찰자가 오른손잡이」인 것을 전제로 그렸습니다. 그것은 네지코가 오른손잡이이기 때문입니다. 죄송하지만 왼손잡이는 본인의 손에 맞게 생각하고 읽어 주십시오.

✽ 의사 조직은 에도시대의 무사 사회보다도 엄격한 사제 제도입니다. 이 책에 쓰여 있는 내용이 상사나 선배의 의견과 다른 경우는 자신이 소속되어 있는 조직의 방법을 따르십시오. 네지코는 「의견이 다르다는 생각이 들더라도, 함께 하는 가장 훌륭한 사람의 뜻을 존중해라」라고 전하고 싶습니다. 현장의 훌륭한 사람 앞에서 이 책의 존재는 바람 앞의 먼지 같은 것입니다. 휘익—

✽ 이 책에 나오는 의료기기는 제조업체마다 사용법이 조금씩 다릅니다. 네지코가 병원에서 사용한 적이 있거나 일본에서 시장점유율이 높다고 생각되는 제조업체의 기기를 편견하에 소개하고 있습니다. 실제로는 각 근무처에서 사용하고 있는 의료기기의 첨부문서에 따라 사용하십시오. 만일 오늘 이후에 제조업체 측면에서 보게 되면 자사 제품이 아니라는 이유로 화내지 마십시오.

✽ 본서를 읽고 있는 당신이 의료종사자가 아닌 경우의 대부분은 진찰을 받는 기분으로 읽을 것이라고 생각합니다. 실제로 담당 의사나 간호사가 진찰실에서 친절하게 설명해주는 것이 제일 좋겠지요. 그러나 한정된 진료시간과 분위기로 인해 궁금한 것을 물어볼 수 없었던 환자들이 많았을 거라고 생각합니다. 의료종사자의 설명을 이해하기 위한 보조로서 본서를 활용하십시오. 아마 본서와는 방법이 다르거나 또는 다른 설명을 듣는 경우도 많으리라 생각하지만 그래도 괜찮습니다. 그 병원에서 가장 많이 사용하고 있는 방법, 그 의사에게 가장 숙련된 방법이 가장 좋은 방법입니다. 수기에는 「이것이 결정판」이라는 것은 없습니다. 일반적인 방법을 마스터하면 경험에 의해서 본인 나름의 「좋은 방법」이 생깁니다. 그러니까 본서와 다른 방법이라고 해서 그것이 바로 「틀렸다」라고는 결코 생각하지 마십시오. 최근 의료에 대한 정보는 인터넷 등에 많이 보급되어 있지만 환자가 원하는 정보는 많이 부족하다고 생각합니다. 본서가 「병원에서 무엇을 하는지 알 수 없는 것에 관한 불안」을 조금이라도 줄이는 데 도움이 된다면 기쁘겠습니다.

네지코의 짝 하고 감이 오는 몸의 진찰법

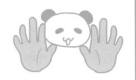

몸의 진찰법 · 013

안면의 진찰법 · 027

목의 진찰법 · 041

진찰이란 무엇일까?

그 유명한 탐정 셜록 홈즈를 탄생시킨 코난 도일은 의사였습니다. 안과의로 개업했지만, 환자가 전혀 오지 않아서 파리만 날리고 있는 상황 중에 한가한 시간을 주체하지 못하여 쓰게 된 소설이 「셜록 홈즈」시리즈라고 합니다. 홈즈는 도일이 의학생시절에 사사받았던 조셉 벨교수가 모델이라고 도일 자신이 공언하고 있습니다. 명물교수였던 벨은 병을 진단하는 데에는 무엇보다도 관찰력이 중요하다고 역설하며, 환자의 외견이나 서 있는 모습에서, 병명뿐 아니라, 환자의 직업·주소·가족구성까지 순식간에 알아맞혀서, 학생이었던 도일을 깜짝 놀라게 했습니다. 앞에서 기술한 「단지 보는 것 (see) 뿐만 아니라 관찰 (observe) 하라」가 벨박사가 입버릇처럼 말했던 것 중의 하나였다고 합니다. 도일은 그를 이미지로, 객관적이면서 날카로운 관찰력으로 추리해 가는 홈즈상을 완성시켰습니다. 그 후, 추리소설가로서 완전히 유명해진 도일에게 교수가 이와 같은 편지를 보냈습니다.

「병이나 상처에 대한 대처를 학생들에게 가르치는 경우, 우선 처음에 상황을 정확히 파악하는 방법을 가르칩니다. 상황파악은 건강한 상태와는 다른, 병으로 인한 "사소하고" 세세한 점에 관한 정확하고 신속한 평가에 달려 있습니다. 실제로 학생들은 잘 관찰하는 것을 배웁니다. 훈련된 관찰력으로 통상의 문제, 즉 환자의 과거나 국적, 직업 등을 어느 정도 알아낼 수 있는가를 밝히는 것이, 학생들에게 흥미를 갖게 하기 때문에 효과적이라는 점을, 우리들 교사는 알게 되었습니다.
당신이 환자의 과거를 한눈에 꿰뚫어 보았다는 것을 알게 되면 환자도 앞으로 당신의 치료능력에 호감을 가지겠지요. 처음 봤는데 하고 놀라겠지만, 실은 매우 간단한 방법입니다.
예를 들어, 얼굴생김새를 보면 국적을 알 수 있고 액센트에서 지역을 알 수 있으며, 훈련된 귀로는 지방도 대강 알 수 있습니다. 그리고 거의 모든 수작업은 손 위에 그 증거를 남깁니다. 광부의 상처는 석공의 상처와 다르고 이발사의 물집은 벽돌공의 물집과는 다릅니다. 구두장인과 재봉사가 전혀 다르듯이 말입니다.
육군과 해군은 걸음걸이가 다릅니다. 지난달 자신이 육군병사였다는 남자에게 실은 「소년시절에 배를 탄 적이 있었지요」라고 지적해서 주위를 놀라게 한 적도 있었습니다. 이러한 예는 끝이 없습니다. 손이나 팔의 문신은 그들의 항해를 말합니다. 성공한 이민인의 시계의 사슬에 붙어 있는 장식을 보면 어디에서 부를 얻었는가를 알 수 있습니다. 불법이민인 뉴질랜드인은 모플금화

《역자주 : 1899년까지 유통된 인도의 금화》를 가지지 못하고, 인도인 철도기술자는 마오리석을 가질 수가 없습니다. 언제라도 정확하게 이와 같은 생각을 할 수 있으면, 환자의 국적이나 사회적 입장, 그리고 병상(病狀)을, 환자가 진찰실로 들어옴과 동시에 알 수 있는 것입니다.」

잡지 1892년 8월호에서. 번역은 http://homepage2.nifty.com/shworld/03h_s_paget/vol.4/day_with_acd_1.html#Anchor-47857 에서 전재, 이네무리 쿄시로우 역)

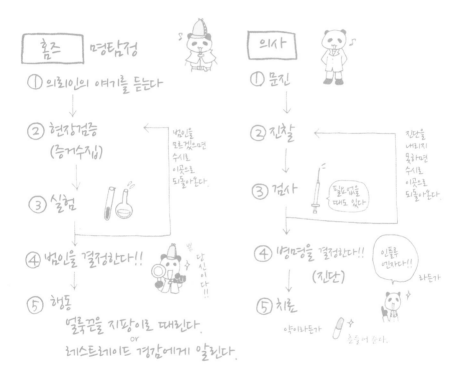

이것은 그대로, 홈즈의 명탐정 식과 결부하여, 의사가 「병을 진단하는 데에」 필요한 관찰력을 잘 나타내고 있습니다.

우선, ①의뢰인 아니 환자의 호소를 듣는다. 반드시 물어야 할 것은 신중히 묻는다 (물론 의뢰인이 거짓말을 하고 있을 가능성도 있다). 의사의 세계에서는 이것을 「문진」이라고 합니다. 자신의 이익을 위해서 환자가 거짓말을 하는 경우도 있다는 점도 완전히 똑같습니다.

계속

그리고, ②현장에서 증거수집을 개시합니다. 증거수집에서 중요한 점은 그것이 「객관적인」 사실이라는 점입니다. 환자의 주관이 아닙니다. 의뢰인의 희망도 아닙니다. 의사가 원하는 바도 아닙니다. 객관적인 사실만을 모읍니다. 이것을 의사의 세계에서는 「진찰」이라고 합니다.

필요하면, ③과학적인 「검사」도 합니다. 홈즈도 흔히 화학실험을 하지요. 헤모글로빈에만 반응하여 침전하는 시약을 스스로 만들어내고, 코트에 묻은 갈색 얼룩이 혈흔인가 아닌가 검사하기도 합니다. 의사의 경우는 채혈이라든가 뢴트겐, 심전도 등을 검사합니다.

그리고 모은 객관적 사실을 근거로, ④범인을 추리하고, 단정합니다. 의사인 경우는 「병명」을 단정합니다. 이것을 「진단」이라고 합니다.

그리고 자신의 추리가 맞는 것을 확신하면, 그것을 증명하기 위해서 ⑤행동을 실행합니다. 홈즈의 경우는 얼룩끈을 지팡이로 때리는 것입니다. 의사는 진단이 맞다고 확신하면 진단에 맞는 「치료」를 합니다.

이 5가지 과정이 병실에서 행해지고 있는 의사의 작업의 전부입니다. 추리소설의 탐정 일에 그대로 적용됩니다. 도중에 잘 되지 않으면, 처음 현장으로 되돌아간다――의사의 경우는 환자의 진찰로 되돌아간다――는 것도 완전히 똑같습니다.

이 책에서 다루는 「진찰」은 탐정으로 말하자면 ②범행현장에서의 증거수집이 됩니다. 살해현장과 마찬가지로, 신체소견은 시간이 지나면 처음 상태가 소실되고 점차 변해 갑니다. 따라서 즉시 증거=소견을 모으러 가야 합니다. 반드시 몸을 봅시다. 만져봅시다.

그리고 탐정은 몇 번이고 현장에 가야 합니다. 환자의 몸을 몇 번이고 봅시다. 만져봅시다. 배를 눌러봅시다. 가슴의 소리를 들어봅시다. 발을 사용하는 것을 귀찮게 생각해서는 좋은 탐정이 될 수 없습니다.

> 「탐정의 이상적인 필수조건은
> 관찰력, 추리력, 그리고 폭넓고 정확한 지식이다.」

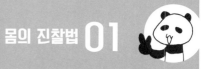

몸의
진찰법

어디부터
벗어야 할지 조차
모르겠네

갑옷

앞에서부터

뒤에서부터

아하

우욱

정식명칭 :
bodysuit

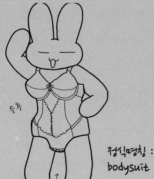

아마 여기
스냅부터?

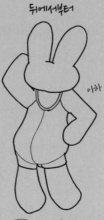

남자
들은 정말 어떻게
하는지 모르겠다

몸의 진찰법

환 자는 입으로 여러 가지를 말합니다. 여기가 아프다, 저기가 아프다, 정말 힘들었다, 조금 전까지는 아팠는데 병원에 오니 괜찮아졌다(흔히 있는 일), 어떻게 좀 해주세요, 죽을 것 같아요……라고. 대부분은 정말이지요. 그것을 의심하는 것은 아닙니다. 그러나 통증이나 고통을 표현하고 있는 정도는 사람마다 제각각으로 실로 다양합니다. 병의 「실제 중증도」와는 결코 비례하지 않습니다. 모기가 물은 것만으로도 큰 소동을 일으키는 사람이 있는가 하면, 골절되어도 눈썹 하나 꿈쩍하지 않는 태연한 사람도 있습니다. 자각증상이나 본인의 호소만으로 병의 정도를 결정한다면, 올바른 진단에 도달할 수 없습니다. 또 슬프게도 거짓증상을 말하는 사람이나 병을 만들어내는 사람

도 적지 않습니다. 그런 사람들에게 휘둘려서는 안됩니다.

의학은 과학입니다. 과학인 이상 실제로 보이는 증거를 수집하여 그것을 근거로 추리해야 합니다. 그러기 위해서 고전적인 「증거수집」의 방법에서 중요한 포인트를 살펴봅니다.

우선 전신을 대강 보는 방법을 마스터합니다. 그러면 점차, 위험한 듯한 곳은 중점적으로, 괜찮은 듯한 곳은 재빨리 보는 「취사선택」을 할 수 있게 되겠지요. 아무래도 외래는 항상 붐비고, 진찰시간이 언제나 제한되어 있으니까요. 그 때문에 필요한 테크닉 · 오감의 사용법을 소개하겠습니다.

❋ 입으로는 여러 가지 말하지만.

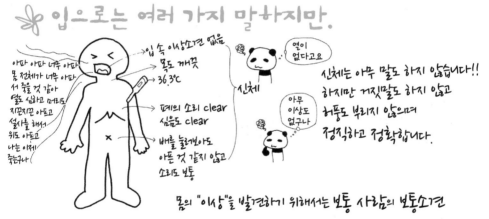

몸의 "이상"을 발견하기 위해서는 **보통 사람의 보통소견**

(정상소견)에 익숙해져야 합니다. 정상을 알지 못하면 「이거 이상이 있는 것 같아!!

이상해!!」라고 말할 수 없으니까요.

➡ 우선 <u>자신의 몸으로 몇 번이고 연습합니다!!</u>

스스로 자신의 소견을 체크합니다!! 스스로 체크하기 어려운 곳은 가족이나 애인, 친구에게

부탁해 봅시다. 이것은 **숫자가 승부를 가름합니다**. 한 사람이라도

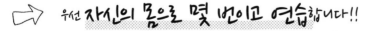

많은 사람을 만져 본 사람이 승리. 눈으로 보고 소리를 들어서 정상소견에

익숙해집시다.

오감을 갈고 닦아서 **보고, 듣고, 만지고, → 차트에**
그리고
적는다!! (점점 변해 간다 & 사라져 가는 정보이므로 「지금」의 상태를 반드시 기재해 둘 것!!) 이것을

신체소견을 파악한다고 합니다. 신체가 나타내는 정보 (메시지)를 수신

하는 것이다!!

✿ 오감을 갈고 닦아라!!

~오감의 사용법~

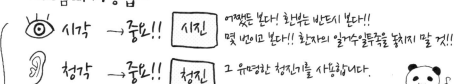

시각 → 중요!! | 시진 | 어쨌든 본다! 환부는 반드시 본다!! 몇 번이고 본다!! 환자의 일거수일투족을 놓치지 말 것!!

청각 → 중요!! | 청진 | 그 유명한 청진기를 사용합니다.

촉각 → 중요!! | 촉진 | 어쨌든 만져 보라! 눌러 보라! 눌러도 안되면 잡아당겨 본다!!

후각 → 그다지 사용하지 않습니다. | 아, 하지만 ·술을 마시고 있다 든가 ·담배를 피고 있다 든가 ·녹농균의 독특한 냄새 등으로 도움이 되는 경우도 있습니다.

미각 → 전혀 사용하지 않습니다. | 검사할 수 없는 긴급시에 소변을 핥아 보고 → 달다!! → 당뇨병이다!! ……라는 무용담도 있지만…… 솔직히 보고 싶어 —

위의 3가지에 플러스. 톡톡 두드려 본다. | 타진 |
이 **4가지**가 기본적인 진찰의 수기입니다.

✿ 진찰은 위에서 순서대로 본다.

아무리 급해도, 아무리 바빠도, 위에서 차례대로 **순서를 정하여 흐름대로**
합니다.

(그러지 않으면 반드시 빼먹거나 check를 잊어버리게 됩니다.)

위에서부터 순서 의 대략적인 | **check Point** | 는 다음 페이지

는 다음 페이지

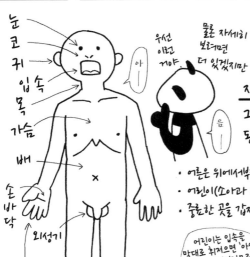

눈
코
귀
입 속
목
가슴
배
손
바
닥
외성기
사지

우선
이근
게야.

물론 자세히
보려면
더 있겠지만

아

음

※ 물론 순서는 특별히
위에서부터가 아니라도 OK.

자기 나름의 방법이 있으면 좋다.
그것을 헤매지 말고 정확히 하면
된다!

• 어른은 위에서부터 머리(입)→가슴→배의 순서가 많다.
• 어린이(소아과 선생님)는 가슴의 소리→배→마지막으로 입 속
• 중요한 곳을 갑자기 보게 되는 경우도 흔히 있습니다.

어느 것이나 괜찮아요.

어린이는 입속을
막대로 휘저으면 '아앙'
하고 울어버리므로
그 다음에 아무 소견도
볼 수가 없게
됩니다. 그래서
입은 마지막에
봅니다.

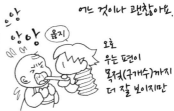

앙
앙앙 (움지)

오호
우는 편이
목젖(구개수)까지
더 잘 보이지만

이 중에서,
환자에게 있어서 {중요하지 않은
괜찮을 것 같은} 곳은 적당히 생략하거나 간단히함

니다. 반대로 진단이나 치료에 매우 중요한 곳은 몇 번이고 자세히 시간을

들여서 진찰합니다.

눈이면 눈, 심장이라면 심장을
「차분히」보는 진찰법을
어느 정도 마스터하자!
그 다음 (대략 기억한 다음에)
간단히 하면 돼!

✻ 시진

① 이제 입실부터 하는 방법을 살펴봅시다.

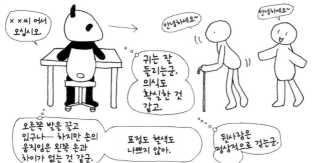

××씨 어서
오십시오.

안녕하세요~

안녕하세요~

귀는 잘
들리는군.
의식도
확실한 것
같고.

오른쪽 발을 끌고
있구나 — 하지만 손의
움직임은 왼쪽 손과
차이가 없는 것 같군.

표정도 혈색도
나쁘지 않아.

뒤꿈치는
정상적으로 걷는군.

환자가 들어 오는
걸음걸이, 표정을
보는 것만으로
병명을 알아맞히는 것도
가능합니다.

② 귀찮아하지 말고 반드시!! 벗게 한다!! 피부포면을 보자!!

「무슨 소리를 하는 거야 당연하지 ～」라고 생각할 수도 있지만

환자의 옷을 벗게 하는 것은 정말로 번거로워요 ━ 〃

특히 바쁜 외래에서는요 - 〃

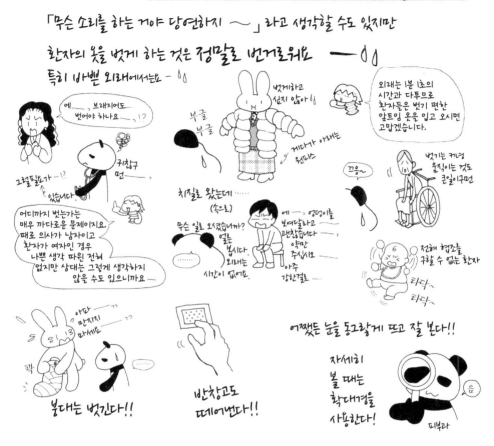

에～, 브래지어도 벗어야 하나요…!?

그럴필요가—!?

있습니다. 〃

귀찮구 먼

어디까지 벗는가는 매우 까다로운 문제이지요. 때로 의사가 남자이고 환자가 여자인 경우 나쁜 생각 따위 전혀 없지만 상대는 그렇게 생각하지 않을 수도 있으니까요 ━

부글 부글

벗게하고 싶지 않아 〃

게다가 아래는 원피스

치질로 왔는데……

(속으로)

무슨 일로 오셨습니까?

얼른 봅시다. 외래는 시간이 없어요.

에 ━, 엉덩이를 보여달라고

괜찮습니다 일단 주십시오

아주 강한결로

외래는 1분 1초의 시간과 다투므로 환자들은 벗기 편한 앞트임 옷을 입고 오시면 고맙겠습니다.

끄응～

벗기는 커녕 움직이는 것도 큰일이구먼

전혀 협조를 구할 수 없는 환자

타닥～ 타닥～

아따 만지지 마세요

꽉

붕대는 벗긴다!!

반창고도 떼어낸다!!

어쨌든 눈을 동그랗게 뜨고 잘 본다!!

자세히 볼 때는 확대경을 사용한다!

피부과

③ 반복해서 몇 번이고 본다!!

어제 보았다……고 해서 귀찮아하지 않는다. 변했을지도 모릅니다!!

· 좋아져서 「이제 의사는 필요없어 ━ ♡」가 될 수도 있고

· 나빠져서 「벗지 않았으면 큰일날뻔 했어… 치료법이 틀렸을 지도……」가

될 수도 있겠지요!!

⇨ 그리고 그것을 차트에 적자.

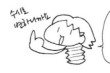

수시로 변하니까요

반복해서 보는 것은 모든 신체소견의 기본입니다.

그리고 그 때마다 차트에 적는다!

✿ 청진이라고 하면 청진기.

이것은 반드시 **삽시다.** 의료종사자로서 평생에 적어도 1개는 필요합니다.

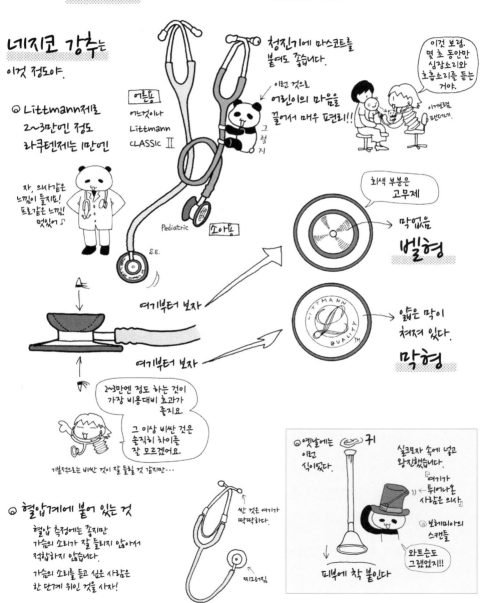

네지코 강추는 이것 정도야.

◎ Littmann제로 2~3만엔 정도 라쿠텐제는 1만엔

자, 의사같은 느낌이 들지요! 프로같은 느낌 멋있어♪

어른폼 어느것이나 Littmann CLASSIC Ⅱ

Pediatric
S.E.
소아폼

청진기에 마스코트를 붙여도 좋습니다.

이런 것으로 어린이의 마음을 끌어서 매우 편리!!!

그경지

이것 보렴. 몇 초 동안만 심장소리와 호흡소리를 듣는 거야.

아래좀 봐볼까.

회색 부분은 고무제

막없음
벨형

여기부터 보자

얇은 막이 쳐져 있다.
막형

여기부터 보자

2~3만엔 정도 하는 것이 가장 비용대비 효과가 좋지요.

그 이상 비싼 것은 솔직히 차이를 잘 모르겠어요.

기분적으로는 비싼 것이 잘 들릴 것 같지만···

◎ 혈압계에 붙어 있는 것

혈압 측정에는 좋지만 가슴의 소리가 잘 들리지 않아서 적합하지 않습니다.

가슴의 소리를 듣고 싶은 사람은 한 단계 위인 것을 사자!

싼 것은 여기가 딱딱하다.

찌그러짐

◎옛날에는 이런 심이었다.

실크로자 속에 넣고 왕진했습니다.

여기가 튀어나온 사람은 의사

◎ 보헤미아의 스캔들

귀

와트슨도 그랬었지!!

피부에 착 붙인다

청진기의 구조

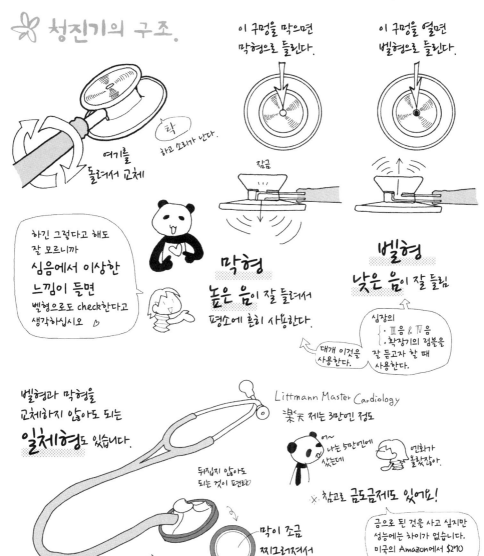

이 구멍을 막으면 막형으로 들린다.

이 구멍을 열면 벨형으로 들린다.

여기를 돌려서 교체

락 하고 소리가 난다.

잠금

막형
높은 음이 잘 들려서 평소에 흔히 사용한다.

벨형
낮은 음이 잘 들림

하긴 그렇다고 해도 잘 모르니까 **심음에서 이상한 느낌이 들면** 벨형으로도 check한다고 생각하십시오 ♡

대개 이것을 사용한다.

심장의
· Ⅲ음 & Ⅳ음
· 확장기의 럼블을
잘 듣고자 할 때 사용한다.

벨형과 막형을 교체하지 않아도 되는 **일체형**도 있습니다.

Littmann Master Cardiology
樂天 제는 3만엔 정도

뒤집지 않아도 되는 것이 편리♡

어~ 나는 5만엔에 샀는데

엔화가 올랐잖아.

막이 조금 찌그러져서

누르는 힘으로 교체한다.

※ 참고로 **금도금제도 있어요!**

금으로 된 것은 사고 싶지만 성능에는 차이가 없습니다. 미국의 Amazon에서 $270 생각보다 싸지요!

부드럽게 누르면 **벨형** 소리

여기는 들떠 있다. = 막이 붙지 않는다

꾹 ~~ 하고 누르면 **막형** 소리

꾹

여기 링크가 붙어 있다. = 막이 붙는다.

✿ 의외로 모르는 청진기 사용법.

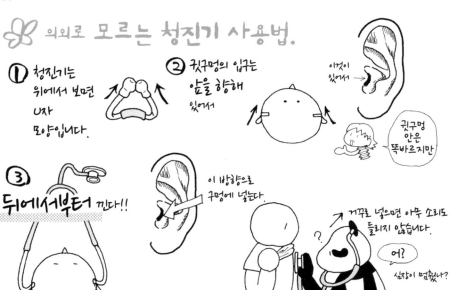

① 청진기는 위에서 보면 U자 모양입니다.

② 귓구멍의 입구는 앞을 향해 있어서

이것이 있어서

귓구멍 안은 똑바르지만

③ **뒤에서부터** 낀다!!

이 방향으로 구멍에 넣는다.

거꾸로 넣으면 아무 소리도 들리지 않습니다.

어?

심장이 멈췄나?

④ 청진기는 외부에 접해 있어서 **차갑습니다**

가슴이나 배는 직전까지 의복으로 덮여 있다가, 갑자기 청진기를 대면

앗!! 차게!!

가 되지요.

⤷ 손으로 조금 **따뜻하게** 한 후에 합니다.

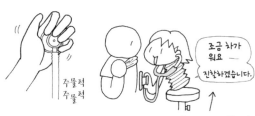

주물럭 주물럭

조금 차가 워요
진찰하겠습니다.

이렇게 미리 말하면 훨씬 친절

✿ 잘 들리지 않는다······ 청진기가 고장났나??

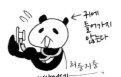

← 귀에 들어가지 않는다

허둥지둥

비싼건데

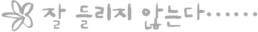
청진기는 여간해서는 고장이 나지 않습니다. 대개 사용자의 단순한 실수입니다.

우선 손가락으로 톡톡 두드려 보십시오.

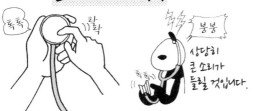

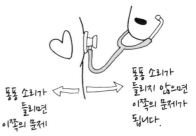

톡톡

촥

톡톡

붕붕

상당히 큰 소리가 들릴 것입니다.

둥둥 소리가 들리면 이쪽의 문제

둥둥 소리가 들리지 않으면 이쪽의 문제가 됩니다.

※

ear tip
(earpiece라고도 한다)
부드러운 것이 귀에 좋다.

딱딱한 플라스틱인 것 싸지만 귀가 아프고, 귀의 뒤가 나빠서 잘 들리지 않는다(주위의 잡음이 들려간다).

흔히 하는
실수 (1) 귀에 잘 넣지 않았다

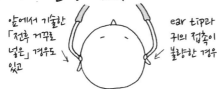

앞에서 기술한
「전후 거꾸로 넣은」 경우도 있고

ear tip과 귀의 접촉이 불량한 경우

흔히 하는
실수 (2) 벨형/막형을 반대로 하고 있다 가장 많다.

여기를 보고 구멍이 뚫려 있으면

이거?

딱

아무렇지 않은 얼굴로 빙글 돌립시다.

빙글

흔히 하는
실수 (3) 피부와의 접촉이 불량하다

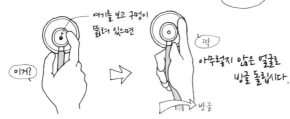

갈비뼈가 드러날 정도로 마른 사람

심각하네, 하지만 어쩔 수가 없네요.

……

흔히 하는
실수 (4) 듣는 장소가 목표에서 벗어남
　　　　　　혈압 측정에서 일어나기 쉽상

 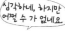

어느 장소에서 어떤 소리가 나는지 다시 공부하자.
자기 몸으로 check해도 좋아요!

흔히 하는
실수 (5) 튜브가 찢어져 있다(P.127 참조)

흔히 하는
실수 (6) 여기까지 아무 이상이 없는데도
　　　　　　정말로 아무 소리도 들리지 않는다면 그것은 진짜 이상이 있는 것인지도 …

❋ 타진 두드려 보자! 톡톡

벽속에 기둥이 있는 장소를 목수가
두드려보는 것과 같은 원리이다.

3~4cm 속까지라면 별 문제없이 알 수 있어!

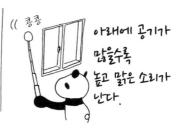

콩콩

아래에 공기가
많을수록
높고 맑은 소리가
난다.

❋ 통통 두드리는 법

① **중지끼리** 두드립니다

② **왼손**의 중지를 환자의 몸에
딱 붙인다.

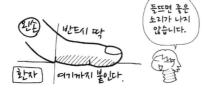

이거! 이거!

톡톡톡톡
연습만 있을 뿐!!

들뜨면 좋은
소리가 나지
않습니다.

왼손 | 반드시 딱
환자 | 여기까지 붙인다.

③ **오른손**은
이런
포즈!!

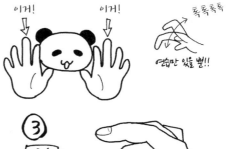

직각

여기는 피부에 붙여서 **지점**으로 삼는다.

④ 제1관절 (정확히 말하면)
DIP 관절

위

왼손

손가락을 **수직**으로 떨구는
이미지로

톡톡 수직으로
두드린다.

⑤ 재빨리 톡톡 두드립니다

수직으로 두드렸다가
재빨리 올리는 느낌

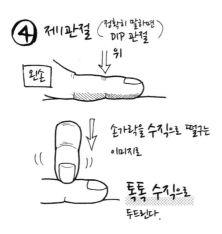

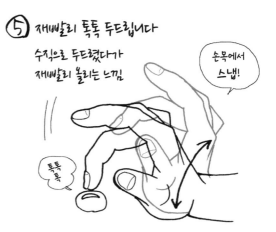

손목에서
스냅!

톡톡
톡

🌸 이런 소리가 나요

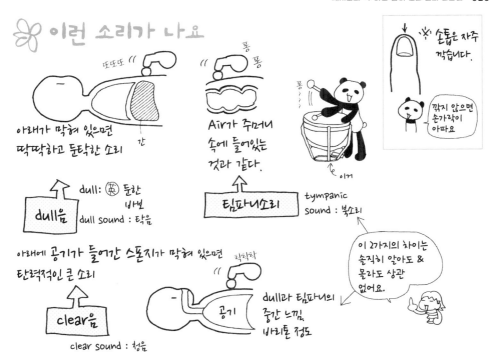

또또또

아래가 막혀 있으면
딱딱하고 둔탁한 소리

간

폼 폼

Air가 주머니
속에 들어있는
것과 같다.

폼폼

이거

손톱은 자주
깎습니다.

깎지 않으면
손가락이
아파요

↑ dull음

dull: (英) 둔한
비정상

dull sound : 탁음

팀파니소리

tympanic
sound : 북소리

이 2가지의 차이는
솔직히 알아도 &
몰라도 상관
없어요.

아래에 공기가 들어간 스폰지가 막혀 있으면
탄력적인 큰 소리

라카락

↑ clear음

clear sound : 청음

공기

dull라 팀파니의
중간 느낌
바리톤 정도

🌸 흔히 있는 사용법 ⟶

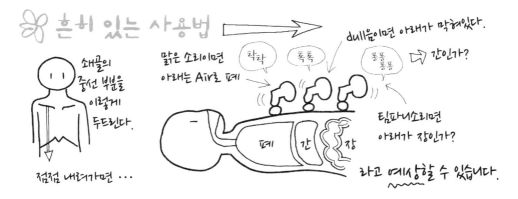

쇄골의
중선 부분을
이렇게
두드린다.

맑은 소리이면
아래는 Air로 폐

락락   톡톡

dull음이면 아래가 막혀있다.

폼폼
폼폼

간인가?

폐   간   장

팀파니소리이면
아래가 장인가?

점점 내려가면 ...

라고 예상할 수 있습니다.

최근에는 **뢴트겐**이나 CT, MRI 등의 영상진단이 보급되어
손쉽고 싸게 촬영할 수 있게 되었으며, 옛날에는 알 수 없었던
가슴이나 **배 속** 깊은 곳까지도 간단히 볼 수 있게
되었습니다. ⟹ 따라서 타진의 필요성이 점차 감소되고 있습니다.

⇨ 옛날에는 알 수 없었던 가슴이나 배 속 깊은 곳까지도 간단히 볼 수 있게 되었습니다.
따라서 타진의 필요성이 점차 감소되고 있습니다. **하지만!**

- 뢴트겐이 없는 시설
- 뢴트겐이나 CT가 있어도 작동할 수 없는 시간 (한밤중·휴일)
- 검사하기 어려운 사람들 (소아/임부/돈이 없어서 거부/비만하여 CT에 들어가지 않는다/
투석하고 있는 중 등)
- 시간이 그다지 없는 상황
- 재해시 (검사나 전부 날아가 버린 상황)
- 친정에서 가족들에게 「좀 기다려보자」라고 했을 때

에는 완전·유효합니다.

보통 진료에서도……

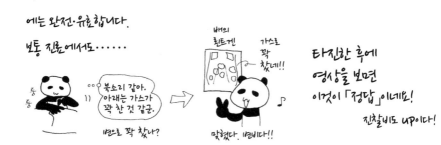

타진한 후에
영상을 보면
이것이 「정답」이네요!

진찰비도 UP이다!

❊ 실제는 제로에서의 추리가 아닙니다

환자의 얘기를 듣고,
예를 들어 「심부전인가?」라고 생각했다면
「폐에 물이 차 있나?」
「심장이 확근인가?」 등을
생각하면서 타진합니다.

「간장이 나쁜가?」라고 생각했다면

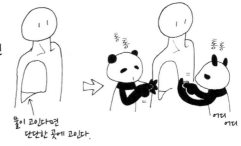

물이 고인다면
단단한 곳에 고인다.

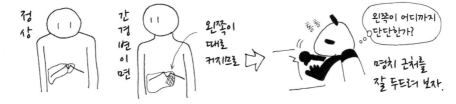

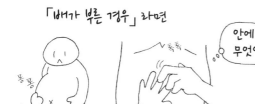

「배가 부른 경우」라면

안에 무엇일까?

팀파니 소리가 나면
　아래는 장관가스 (요컨대 방귀)
　일 것이고

팀파니 소리가 나지 않는다면
　물이 고여 있을 수도 있고

이와 같이 어느 정도 "짐작"이 가면, 정확하고 "의미 있는 소견"을 할 수 있게 됩니다.

대개 전신을 훌렁 벗기고 어림짐작으로 마구 만지거나 & 두드려볼 수는 없지요.

어느 정도의 「목표」가 좋요.

방을 찾는 것과 같지요.

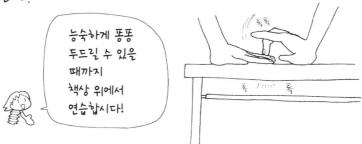

능숙하게 퐁퐁
두드릴 수 있을
때까지
책상 위에서
연습합시다!

✳ 촉진

손은 따뜻하게
해두자 ♡

손을 씻고 바로
만지는 것은 요주의!
차갑다고 해요!

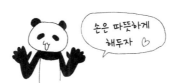

만진다. 누른다. 잡는다. 손가락을 넣는다. 사이에 낀다. 양손을 사용한다.

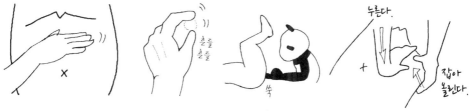

여러 가지 있습니다. 마음 가는 대로 만져 봅시다. 특별한 룰은 없습니다.

전신을 빈틈없이 만져볼 수는 없으므로
중요한 것은 **포인트를 파악하는 것**
그 환자에게 필요한 진찰만을 파악하자.

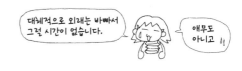

대체적으로 외래는 바빠서
그럴 시간이 없습니다.

애무도
아니고

✿ 아픈 곳은 갑자기 만지지 않는다!!

주위의 근육이 긴장되어 그 후의 소견을 파악하기 어려워진다 &
서툴면 소견이 바뀌는 수도 있다. 환자도 무서워하고.

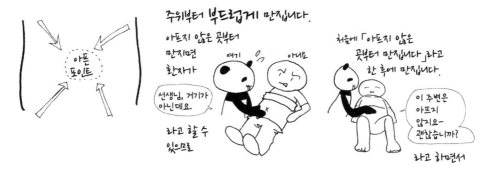

주위부터 **부드럽게** 만집니다.

아프지 않은 곳부터
만지면
환자가

「선생님, 거기가
아닌데요.

라고 할 수
있으므로

여기   아니오

처음에 「아프지 않은
곳부터 만집니다」라고
한 후에 만집니다.

이 주변은
아프지
않지요-
괜찮습니까?

라고 하면서

기본적으로 어떤 수기나 검사, 어떤 것이라도 **의료행위**라는 것은

아프지 않은 & 손상이 적은

것부터 하므로
진찰에 관해서도
손상이 적을 듯한 순서대로

이것은 전문용어로
「**침습이 적다**」고 합니다.

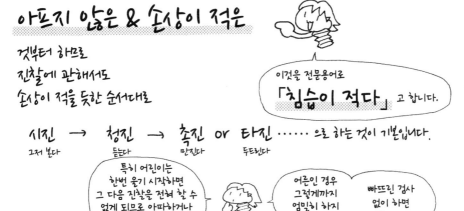

시진 → 청진 → 촉진 or 타진 …… 으로 하는 것이 기본입니다.
그저 본다   듣는다   만진다   두드린다

특히 어린이는
한번 울기 시작하면
그 다음 진찰을 전혀 할 수
없게 되므로 아파하거나
싫어하는 것은 제일 나중에

어른인 경우
그렇게까지
엄밀히 하지
않더라도

빠뜨린 검사
없이 하면
됩니다.

안면의
진찰법

선배나 다른 과 선생님이 쓴
차트를 몰래 봅니다

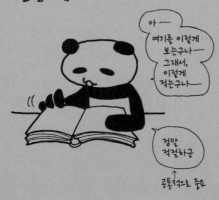

아—
여기를 이렇게
보는구나—
그래서,
이렇게
적는구나—

정말
적절하군
↑
공통적으로 중요

그 과의
check point를
손쉽고 빠르게 알 수 있습니다.

안면의 진찰법

신 체소견은 실수도 없고, 놓치는 부분도 적다고 앞에서 기술하였습니다. 그래서 우선 「얼굴」부터 살펴봅니다.

「막연히 보라」고 해도, 솔직히 잘 모를 것입니다. 진찰방법에 관한 책도 많이 있고, 보는 것도 보려고만 하면 무한히 많을 것입니다. 하지만 처음부터 그것을 전부 보려면 아마도 중간에 지쳐버리게 될 것입니다. 우선 포인트를 파악합시다. 실은 차트에 적는 것도 이것으로 OK입니다.

> 안검결막 : 빈혈(-)
> 안구결막 : 황달(-)
> 동공 : 4/4, +/+
> 구강 : n.p.

이상이 「정상」인 두부의 소견입니다. 우선은 이것을 알 수 있도록 공부합니다. 실은 보아야 할 항목은 4가지밖에 없습니다. 부위도 눈과 입뿐입니다. 간단하지요. 참고로 n.p.라는 것은 nothing particular의 약어로, 「특별한 기재사항이 없다」라는 의미입니다. 즉 「문제 없음」「보통이다」「전에 봤을 때와 변함이 없다」라는 것입니다. 장기 입원환자인 경우, 「뭐야 이 두꺼운 차트! 읽으려면 큰일났구나-!!」…라고 생각하겠지만, 그 대부분은 n.p.와 do입니다. 일본의 차트에서 가장 흔히 사용하고 있는 약어라고 할 수 있지요(do라는 것은 「전과 같은 치료를 했다!」라는 의미입니다).

물론 당신이 안과라면, 눈 속의 더 자세한 곳을 봐야 합니다. 이비인후과라면, 훨씬 더 자세히 입 속을 봐야 하고 그러기 위해서 여러 가지 도구도 갖추어야 하겠지요. 하지만 전문가가 아닌 사람이 그것을 갖출 필요는 없습니다. 그러한 기구는 보통 외래나 병동에 없어서 하고 싶어도 할 수 없습니다. 그보다 중요한 것은 어떤 의사라도, 「내과적으로 중요한 질환」, 「어느 정도의 중병」「촌각을 다투는 상태」를 놓치지 않는 것입니다. 그 포인트를 해설하겠습니다.

❀ 얼굴의 진찰법. 몸짓

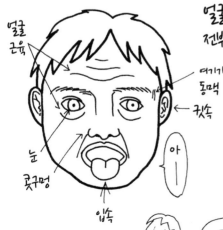

얼굴은 얼마든지 볼 곳이 있지만
전부 자세히 보려면 끝이 없으므로 우선

- 점막이 보인다.
- 진찰이 쉽다.
- 병에 걸렸을 때에 이상이 나타나는 경우가 많다.

눈과 입을 확실히 check 할 수 있도록 공부합시다.

얼굴
근육

여기가
동맥

귓속

눈

콧구멍

아
|

입속

코와 귀의 진찰법을 알고 싶은 분은
비밀수기 2nd 「코·귀의 구급」을 보시길!

~눈·눈·~

각 부의 명칭 ( )은 통칭

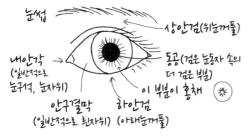

눈썹

상안검(위눈꺼풀)

내안각
(일반적으로
눈구석, 눈자위)

동공(검은 눈동자 속의
더 검은 부분)

이 부분이 홍채 ✳

안구결막   하안검
(일반적으로 흰자위)   (아래눈꺼풀)

따로 외우지 않아도 된다!!

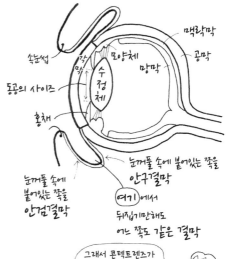

맥락막

속눈썹   모양체

각막   수정체

동공의 사이즈   망막

공막

홍채

눈꺼풀 속에 붙어있는 쪽을
안구결막

눈꺼풀 속에
붙어있는 쪽을
안검결막

여기에서
뒤집기만해도
어느 쪽도 같은 결막

그래서 콘텍트렌즈가
눈 속에서 돌아다녀서
뺄 수 없게 된다는 것이
잘못된 상식!

✳ 우선 결막을 검사하자

① 보통 정면을 향해서
뚝바로 먼 곳을 보게 하고

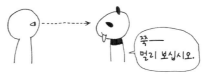

꾹—
멀리 보십시오.

② 아래눈꺼풀 뒤집기 ―――――

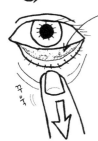

결막의 붉은 점막
(안검결막)이
보인다!!

점막에
작은 혈관이
많이 보인다.

붉은색이 흐리다.
⇨ 빈혈일지도.

반대로 충혈
⇨ 결막염일지도.

※ 적당히
결막염이란 이건 느낌

충혈   수포   유두

새빨갛다!!   우툴두툴

실제 빈혈의 확정 진단은
채혈하여 Hb(헤모글로빈)
수치를 검사해야 알 수
있습니다. 따라서 좋은
지표가 됩니다.

건강검진에서
자기 채혈의 Hb치를 기억해 두고
「Hb○○이면 이 정도의 핑크인가…」
하는 느낌으로 대강 강각을 익힙니다.
실제는 개인차가 커서
대략적인 기준밖에 되지 않는다. =
채혈을 해야겠구나.

어라ー!

하양
구나ー

거울

③ 아래 눈꺼풀을 뒤집은 채 위를 향하게 하면
이 주변도 볼 수 있다.

이 주변의
흰자위 체크

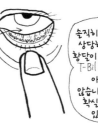

솔직히 말해서 빌리루빈이
상당히 올라가지 않으면
황달이 나타나지 않습니다.
T-Bil 2.0mg/dl 이상이
아니면 확신하지
않습니다. 2.0 이상이라도
확신하지 않은 경우가
있을 정도입니다.

안구결막(흰자위)의 색도 체크!

누런색 ⇨ 황달일지도.
충혈 ⇨ 결막염일지도.

④ 윗눈꺼풀을 보려면

꾹

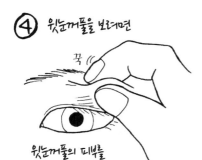

윗눈꺼풀의 피부를
이렇게 잡고

⑤ 뒤집는다.

휘익—

상안검
뒤집기!!

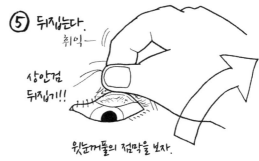

윗눈꺼풀의 점막을 보자.

❀ 다음은 눈동자를 보고 catch · eye ❀

검은 자위를 잘 보면
안에 태양이 있습니다.

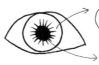

❀ 가 홍채 → 이 색이 「눈동자색」이라고 하는 것.
인종에 따라서 파랑이나
갈색, 초록색

● 이 동공 → 이것은 어떤 인종이라도 검다.

① 똑바로 먼 곳을
보게 하고

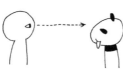

꾹—
먼 곳을 보
세요.

② 좌우 동공의 크기를 check!

같으면 정상
다르면 어라?
이상하네?

(0.4mm 이상
차이가 나면 동공부동)

여기!!
몇 mm?

③ 동공이 몇 mm인가

(적당해야 좋으므로) 측정합니다.
사람의 동공은 2.0~8.0mm이므로
그 사이를 차트에 적자.

그렇게까지 정확하지 않아도 됩니다.
주위의 방의 밝기에 따라서 동공의
크기가 즉시 변하기도 하니까요.
좌우차가 없는가를 주의깊게 check!

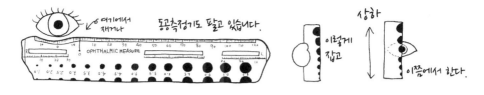

여기에서 재거나 → 동공측정기도 팔고 있습니다.

상하

이렇게 잡고

↕ 이쯤에서 한다.

④ 밖에서 휙 빛을 비춰본다.

조금 눈이 부실거에요—

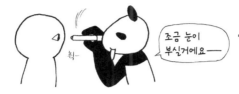

⇒ 대광반사를 봅니다.

동공이라는 것은 기본적으로
어두운 곳에서는 쭈욱- 퍼져서서 빛을 흡수하고
밝은 곳에서는 그럴 필요가 없으므로 수축됩니다.
따라서 갑자기 밝기가 변하면 ⇒ 이것이
동공의 크기도 갑자기 변합니다.   대광반사

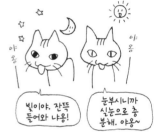

빛이야. 잔뜩 들어와 냐용!

눈부시니까 실눈으로 좀 봐. 야옹~

⑤ 펜라이트가 제대로 작동하는가 & 밝은가를 확인하고

자세히 보려면 주위를 어둡게 하는 것이 좋다.

대광반사는 「갑자기 밝아지는」것이 중요하므로 펜라이트가 약하면 소용없어!! 반사가 나타나지 않아.

좋아!

옛날에는 손전등용 소형전구, 지금은 LED로 오히려 너무 눈부신 것도 있어서, 주의!!

휙! 휙! 비춘다.

번쩍—

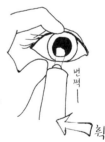

휙

⑥ 빛이 들어오는 쪽이
축소되는 것은 물론 〈 직접대광반사 〉
빛이 들어오지 않는 쪽의 동공도
축소됩니다. 〈 간접대광반사 〉

왜인지? 는 이 장 끝의 칼럼을 보세요.

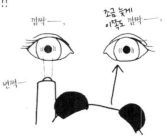

깜짝—,

조금 늦게 이쪽도 깜짝—,

번쩍—

⑦ 차트에는 이런 식으로 적습니다.

「안검결막 : 빈혈 없음, 안구결막 : 황달 없음

동공 : 3 / 3   ,   + / +」

오른쪽의 왼쪽의 동공
크기. 단위는 mm

오른쪽의 왼쪽의 직접대광반사

있으면 ＋
없으면 ―
(즉 보통은 ＋)

빛을 비추기 전의 동공 크기를 적습니다.
보통은 3~4mm 정도.
눈부셔도 어둡지 않은데
· 5mm 이상으로 크다(산동).   라고 합니다.
· 2mm 이하로 너무 축소됩니다(축동).

대광반사는 보통
직접대광반사만 보는 경우가
많습니다. 직접과 간접
양 쪽을 제대로 본다면,

「직접 (+/+). 간접 (+/+)」
이라고 쓰자. 귀찮겠지만.

(안과나 신경과가 아닌) 보통 내과의 보통 외래였다면
눈은 이 정도 진찰로 충분합니다.

※ 보너스. 동공을 움직이는 요인은 {
① 빛이 들어온다(밝기).
② 가깝다. / 멀다.
} 의 2가지이므로

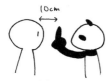

10cm

10cm 정도의 거리에서
중지를 들어서

눈에
맞추어

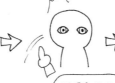

자—

갑자기 먼 곳을 보세요.
라고 하면

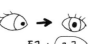

동공이 조금
확대된다.

「근시반응」이라고 합니다.
외우지 않아도 돼~

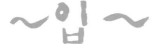

~입~

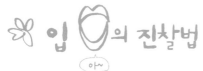

입 의 진찰법

아~

자신의 입을 완전히 벌리고
거울로 보십시오.
보통은
혀가 방해가 되어
속이 보이지 않습니다.

하지만
꼭 봐야 할 곳은
입 속인데

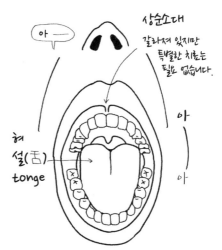

아—

상순소대
갈라져 있지만
특별한 치료는
필요 없습니다.

아

혀
설(舌)
tonge

아

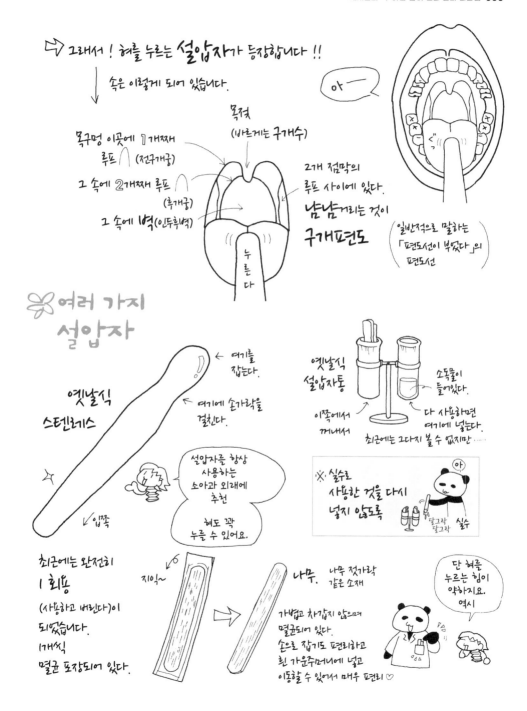

➡️ 그래서 ! 혀를 누르는 **설압자**가 등장합니다 !!

↓ 속은 이렇게 되어 있습니다.

목구멍 이곳에 **1**개째
루프 ∩ (전구개궁)

그 속에 **2**개째 루프 ∩
(후개궁)

그 속에 **벽**(인두후벽)

누른다

목젖
(바른 것은 구개수)

2개 점막의
루프 사이에 있다.
냠냠거리는 것이
구개편도

일반적으로 말하는
「편도선이 부었다」의
편도선

아ㅡ

❀ 여러 가지 설압자

**엣날식
스테인레스**

← 여기를
잡는다.

← 여기에 손가락을
걸친다.

입쪽

설압자를 항상
사용하는
소아과 외래에
추천

혀도 꽉
누를 수 있어요.

**엣날식
설압자통**

이쪽에서
꺼내서

소독물이
들어있다.

다 사용하면
여기에 넣는다.

최근에는 그다지 볼 수 없지만······

※ 실수로
**사용한 것을 다시
넣지 않도록**

딸그락
딸그락 실수

아

최근에는 완전히
1 회용

(사용하고 버린다)이
되있습니다.
1개씩
멸균 포장되어 있다.

지익~

나무 나무 젓가락
같은 소재

가볍고 차갑지 않으며
멸균되어 있다.
손으로 잡기도 편리하고
흰 가운주머니에 넣고
이동할 수 있어서 매우 편리 ♡

단 혀를
누르는 힘이
약하지요.
역시

❀ 잡는 법이야 어찌 잡든 상관없지만
정확한 방법을 소개하자면

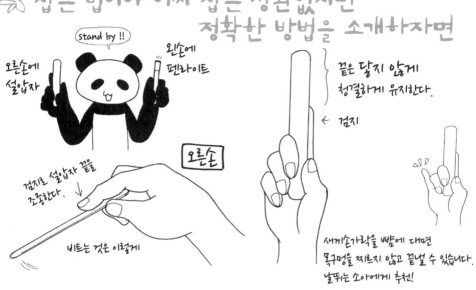

오른손에
설압자

stand by !!

왼손에
펜라이트

끝은 닿지 않게
청결하게 유지한다.

← 검지

검지로 설압자 끝을
조종한다.

오른손

비트는 것은 이렇게

새끼손가락을 뺨에 대면
목구멍을 찌르지 않고 끝낼 수 있습니다.
날뛰는 소아에게 추천!

❀ 입 ◎ 을 벌리게 하는 방법

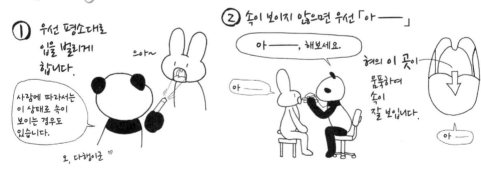

① 우선 평소대로
입을 벌리게
합니다.

사람에 따라서는
이 상태로 속이
보이는 경우도
있습니다.

으아~

오, 다행이군 ♡

② 속이 보이지 않으면 우선 「아———」

아———, 해보세요.

아———

혀의 이 곳이
움푹하여
속이
잘 보입니다.

아———

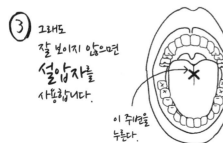

③ 그래도
잘 보이지 않으면
설압자를
사용합니다.

이 주변을
누른다.

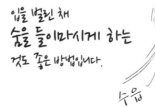

입을 벌린 채
숨을 들이마시게 하는
것도 좋은 방법입니다.

내려간다.

흡윤

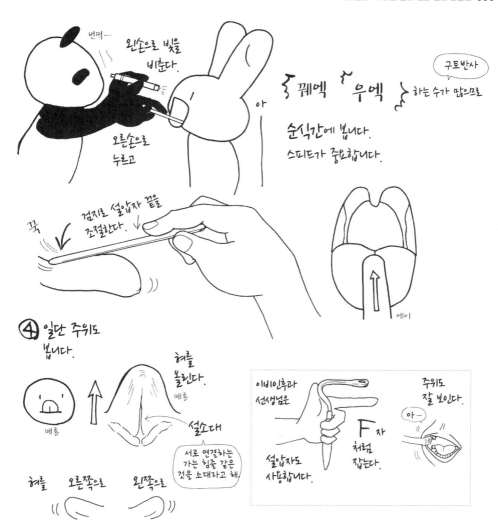

번쩍—

왼손으로 빛을
비춘다.

오른손으로
누르고

아

꿰엑   우엑   하는 수가 많으므로

구토반사

순식간에 봅니다.
스피드가 중요합니다.

검지로 설압자 끝을
조절한다.

꾹

에이

④ 일단 주위도
봅니다.

메롱

혀를
올린다.
메롱

설소대

서로 연결하는
가는 힘줄 같은
것을 소대라고 해!

이비인후과
선생님은

F 자
처럼
잡는다.

설압자도
사용합니다.

주위도
잘 보인다.

아—

혀를   오른쪽으로   왼쪽으로

어디를 봐야 하나?

목을 봐야 하는 경우는 대개 **감기나 열** 그 양쪽입니다.

따라서 「**편도선이 부어 있는지**」 의학용어로는

「**구개편도가 종창되어 있는지**」를 우선 보도록 합니다. 나머지는 그 다음

~ 우선 편도의 크기 check ~

비대 →

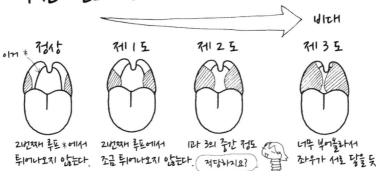

이거 ＊ 정상

정상 | 제 1 도 | 제 2 도 | 제 3 도

2번째 루프＊에서 튀어나오지 않는다.

2번째 루프에서 조금 튀어나오지 않는다.

1과 3의 중간 정도 「적당하지요?」

너무 부어올라서 좌우가 서로 닿을 듯

※ 이것을 외우고 있지 않으면, 차트에는 종창의 정도를 그림으로 그려 두면 됩니다.

편도가 크다고 해서, 세균이나 바이러스가 붙어있다. = 감염되어 있는 것이 아닙니다. 어린이는 특히 그렇습니다.

선천적으로 큰 사람이 있습니다. 그러나 특별히 크다고 해서 병은 아닙니다.

나 기분
나빠

우왕~

자녀가 있는 분은 평상시 (열이 없을 때) 울 때 어린이의 목 속을 살펴봅니다 !
평소 어느 정도 크기인지 알고 있으면, 열이 나서 판단할 때에 도움이 됩니다 !!

아, 그래 그래

~ 부어 있는 것은 어떤 상태? ~

편도가 어쨌든 볼록 나와 있고 (종창)

어느 정도 볼록 나와 있는가는 비교적 아무래도 좋고
위의 그림의 제 I 도 ~ 제 III 도의 어느 것이라도 가능합니다.

→ 세균
감염이네

새빨갛고 (발적)
백태가 끼어 있다.

새빨개지거나 백태가 끼어 있으면, 그것은

감염된 것입니다. = 세균이나 바이러스가 붙어 있다.

열원 (熱源)일 가능성이 높습니다.

❋ 그 밖에 여러 가지 ～

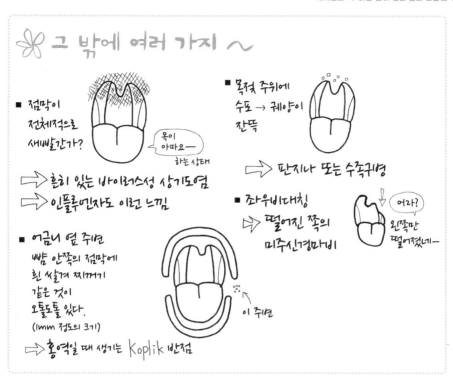

- 점막이 전체적으로 새빨간가?

목이 아파요— 하는 상태

⇒ 흔히 있는 바이러스성 상기도염
⇒ 인플루엔자도 이런 느낌

- 어금니 옆 주변
  뺨 안쪽의 점막에 흰 쌀겨 찌꺼기 같은 것이 오톨도톨 있다.
  (1mm 정도의 크기)

⇒ 홍역일 때 생기는 Koplik 반점

- 목젖 주위에 수포 → 궤양이 잔뜩

⇒ 판지나 또는 수족구병

- 좌우비대칭
  ⇒ 떨어진 쪽의 미주신경마비

어라?
왼쪽만 떨어졌네—

이 주변

❋ 소견을 차트에 적습니다

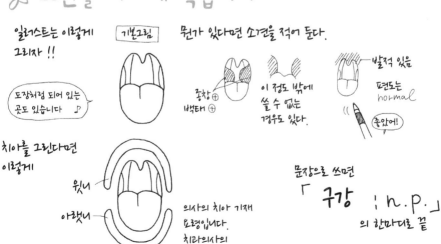

일러스트는 이렇게 그리자 !!

기본그림

뭔가 있다면 소견을 적어 둔다.

도장처럼 되어 있는 곳도 있습니다 ♪

종창 ⊕
백태 ⊕

이 정도 밖에 쓸 수 없는 경우도 있다.

발적 있음

편도는 normal

좋았어!

치아를 그린다면 이렇게

윗니
아랫니

의사의 치아 기재 요령입니다. 치과의사의 전문영역이니까요—

문장으로 쓰면
「 구강 ; n. p. 」
의 한마디로 끝

Column _{칼럼}

동공이 열리면 왜, 「죽었다」고 하는가 ?

검 은자위에 빛을 비추면 동공이 수축됩니다. 동공에 갑자기 빛을 받으면 망막손상방지를 위해 반사적으로 동공이 수축됩니다. 이것을 「대광반사」라고 합니다.

그럼, 한 쪽 눈에 「만」 빛을 비췄을 때는 어떻게 될까요? 빛을 비춘 쪽의 동공은 당연히 수축됩니다. 그리고 빛을 비추지 않은 쪽의 동공도 「눈이 부시지 않은데」 수축됩니다. 빛을 비춘 쪽의 동공이 수축되는 것을 「직접대광반사」, 빛을 비추지 않은 쪽의 동공이 수축되는 것을 「간접대광반사」라고 합니다.

그럼, 왜 빛을 비추지 않은 쪽의 동공도 수축되는 걸까요? 거기에는 빛을 감수하여 뇌에 전달하는 「시신경」과 반사의 구조가 관련되어 있습니다.

반사라고 하는 것은 순식간에 일어나야 합니다. 「아, 눈부셔! 눈을 감아야겠네!!」라고, 자각하고 나서 느긋하게 반응한다면 너무 늦습니다. 그 동안에 망막이 손상되어 버립니다. 대뇌를 경유하지 않고 단순한 명령을 즉시 전달하는 최대한 짧은 루트를 만들어야 합니다. 최단루트로 만들어져 있는 반사의 「연락망」을, 의학적으로는 「반사궁」이라고 합니다.

대광반사의 반사궁은 다음과 같이 이루어져 있습니다.

망막→시신경→중뇌의 시개전역→좌우 양쪽의 동안신경부핵(Edinger-Westphal핵)→동안신경(양쪽)→안구 뒤에 있는 모양체신경절 (양쪽)→동공괄약근(양쪽)

어렵지요. 횡설수설이지요. 다음은 일러스트를 보면서 읽어 봅니다.

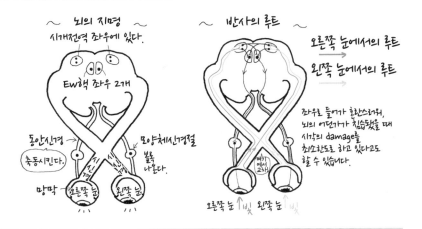

망막에서 들어온 「빛」의 정보는 시신경을 통해서 다이렉트로, 중뇌에 있는 「시개전역」으로 들어갑니다. 「시개전역

(視蓋前域)? 그게 뭐야?」라고 생각하겠지요.
네지코도 생각했습니다. 이것은 뇌에서의 「지명」입니다.

일본 속의 「치바현」같은 것입니다. 뇌를 해부해 보아도 바뀐 이정표가 있는 것이 아닙니다. 색이 붙어 있는 것도 아닙니다. 모두 밋밋한 회백색의 똑같아 보이는 뇌세포입니다. 단지 「모두 똑같아 보이는 뇌세포」로는 연구가 되지 않으므로 뇌에 「지명」을 붙인 것입니다. 즉, 「빛이 들어왔을 때, 우선 중뇌의 시개라는 이름의 쑥 내민 곳의 뇌세포가 활동하고 있어요!」라는 식이 됩니다.

그 다음에, 양쪽의 「동안신경부핵」이라는 곳에 자극이 전달됩니다. 이곳은 발견한 사람의 이름을 따서, 특별히 Edinger-Westphal핵, 생략하여 EW핵이라는 지명이 붙어 있습니다. 이 EW핵의 뇌세포가 대광반사를 조절하는 범인입니다. EW핵에서 「동공을 수축하라!」는 명령을 내립니다. EW핵은 오른쪽과 왼쪽에 2개가 있습니다. 어느 쪽 EW핵도 좌우 양쪽의 빛자극을 받아 들여서, 좌우

양쪽에 명령을 내립니다. 따라서 한쪽뿐인 광자극이라도, 양쪽의 동공이 거의 동시에 축동하게 됩니다.

명령은 EW핵에서 동안신경으로 전달되어, 안구 뒤에 있는 모양체신경절(외우지 않아도 됩니다)에서 신경세포를 바꿔 타고, 동공괄약근에 도달합니다. 이 근육이 수축되면, 동공이 축소됩니다.

하지만, 「동공이 열려 버렸다」는 것은 어떤 상태일까요? 의학적으로는 「대광반사가 소실되어 있다」고 합니다. 동공은 열릴 만큼 열려 있습니다. 동공에 빛을 아무리 비춰도, 동공이 전혀 반응하지 않는 상태입니다. 앞의 반사의 루트 중 어딘가가 결정적인 damage를 입었다고 할 수 있습니다.

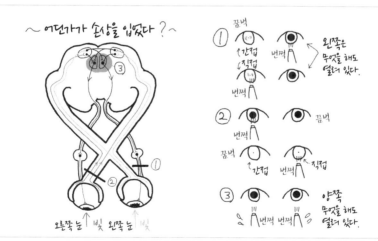

예를 들어 ①의 주변(왼쪽 눈의 동안신경)이 손상되었다면, 축동시키는 신경이 죽어 있으므로, 왼쪽 눈은 무엇을 해도 동공을 움직일 수 없습니다. 따라서 직접대광반사·간접대광반사 모두 (−)입니다. 하지만 왼쪽 눈에 들어간 빛을 「감지」할 수 있습니다. 따라서 오른쪽 눈의 직접대광반사·간접대광반사는 (+)가 됩니다. 만일 ②의 주변이 죽었다면 오른쪽으로 들어간 빛을 감지할 수 없어서, 오른

쪽으로 빛을 비춘 경우는 직접·간접 모두 대광반사가 나타나지 않습니다. 왼쪽에 빛을 비춘 경우, 좌우 양쪽의 동공이 수축됩니다. 이와 같이 해서 대광반사 때문에 「뇌의 어디가 손상되었는지」를 어느 정도 추측할 수 있습니다. 「그게 뭐야? 답답하네. 뇌의 어디가 죽었다니, CT 촬영하면 되잖아」라고 생각할 수도 있겠지만, CT가 없었던 시대에는 이것이 귀중한 정보였습니다.

계속

그럼, 양쪽 대광반사가 완전히 없어지는 것은 어느 때일까요? 그것은 양쪽 EW핵이 죽어버렸을 때입니다. 일러스트 ③의 주변입니다.

EW핵은 중뇌에 있습니다. 그리고 그 주변에는 생명과 직결되어 있는 중추가 많이 있습니다. EW핵이 죽었다 = 아마 그 주위의 생명과 직결되는 중추도 많이 죽어 있는 것이 추측되며, 결국은 「뇌가 죽어 있는」 상태라는 것이 추측됩니다. 요컨대 「동공이 열려 있다」 = 「대광반사가 없다」 = 「아, 이제 뇌가 완전히 죽었을지도」라고 생각하는 것입니다.

동공의 반사는 사망판정의 하나입니다. 특히 뇌의 기능판정에 사용되고 있습니다.

일반적인 사망판정은 (1)뇌의 기능정지 (2)호흡의 기능정지 (3)심장의 기능정지의 3가지를 확인하고 있습니다. 이 중, (1)뇌의 기능정지를, 대광반사의 소실로 판단

합니다. 대부분 「판정」의 경우, (1)(2)(3)은 거의 동시에 소용없게 됩니다. 그러나 최근 의학의 발전으로, 뇌의 기능이 정지되어도, 심장만은 계속 움직이는 상태가 발생하게 되었습니다. 「뇌사」라는 것입니다.

정확한 뇌사판정이 반드시 필요한 상황(이식이 예정되어 있는 경우 등)에서는 대광반사뿐 아니라, 다른 뇌신경반사도 빠짐없이 조사하여, 뇌사를 판정해야 합니다. 하지만 그것은 너무 까다롭습니다. 이 세상에 흔하디 흔한 많은 「판정」에 있어서 그런 일을 하고 있을 시간이 없습니다. 그런 분위기도 아닙니다. 「동공에 빛을 비춘다」는 것은 가장 쉽고, 빠르게 환자의 몸을 손상시키지 않고 할 수 있는 뇌의 생존확인검사입니다. 그러니까 실제 임상현장에서 중요한 것입니다.

참고로, 대광반사가 소실되어 있을 때, 차트에는 이와 같이 적습니다.

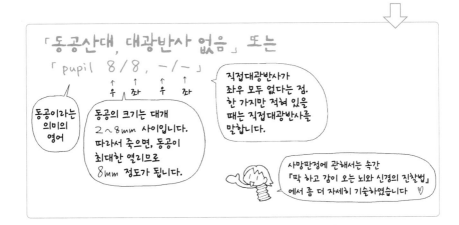

「동공산대, 대광반사 없음」 또는
「pupil 8/8, −/−」
↑ ↑ ↑ ↑
우 좌 우 좌

동공이라는 의미의 영어

동공의 크기는 대개 2~8mm 사이입니다. 따라서 죽으면, 동공이 최대한 열리므로 8mm 정도가 됩니다.

직접대광반사가 좌우 모두 없다는 점. 한 가지만 적혀 있을 때는 직접대광반사를 말합니다.

사망판정에 관해서는 속간 「딱 하고 감이 오는 뇌와 신경의 진찰법」에서 좀 더 자세히 기술하였습니다 ♥

목의
진찰법

목의 근육은
드래곤볼이
가장 알기 쉽다.

등의 근육은
북두권이 좋다!

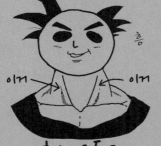

흉쇄유돌근

네지코 안에는
"드래곤볼 근육"

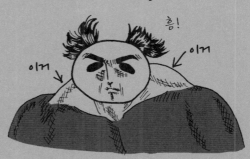

승모근

네지코 안에는
"켄시로 근육"

목의 진찰법

목 속에는 도대체 뭐가 있을까요? 목은 「머리」와 「몸」을 연결하는 통로와 같은 존재입니다.

공기의 통로인 「기도」, 음식물의 통로인 「식도」가 있는 것은 예상할 수 있지요. 이 2가지가 무너지는 순간 생명이 위험해지므로, 이것은 목 안 깊숙한 곳에 있습니다. 표면에서는 좀처럼 볼 수 없습니다. 또 혈액의 통로인 「경동맥」과 「경정맥」, 림프액의 통로·중계지인 「림프절」이 있습니다. 이것은 목의 피부표면에 가까운 곳을 주행하고 있어서, 만질 수 있습니다.

그리고 실은 가장 중요한 「갑상선」이라는 장기가 목의 한가운데에 있습니다. 우선은 이것을 체크할 수 있도록 공부합니다.

목에 관해서 이것만 차트에 적을 수 있으면 우선 충분합니다.

> 경부 : 갑상선종대 (-),
>   경정맥노장 (-),
>   bruit (-),
>   촉지림프절 (-)

지금은 전혀 모르겠지요. 당연합니다. 나중에 이것을 다시 읽어 보십시오. 어떤 식으로 손을 움직여서 어떻게 청진기를 대면 좋을까, 알게 되리라 생각합니다.

❀ 경부. 요컨대 목.

목에서 진찰하는 것이라면 이제 **갑상선**과 **림프절**밖에 없지요 !!

그것으로 충분해요!! 중요한 순서대로 살펴봅시다!

(보너스로 다음은 경동맥 & 경정맥)

❀ 눈에 보이는 것은 표면.

남자다운 사람도 그렇지 않은 사람도 거울로 check!!

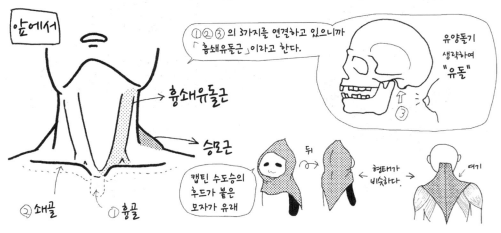

앞에서

①②③ 의 3가지를 연결하고 있으니까 「흉쇄유돌근」이라고 한다.

흉쇄유돌근

승모근

② 쇄골

① 흉골

캡틴 수도승의 후드가 붙은 모자가 유래

유양돌기 생략하여 "유돌"

뒤

형태가 비슷하다.

여기

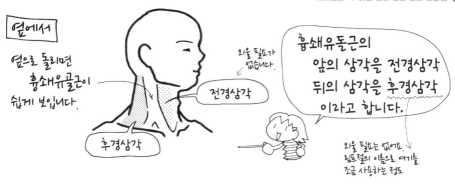

옆으로 돌리면
흉쇄유골근이
쉽게 보입니다.

외측 필요가
없습니다.

전경삼각

후경삼각

흉쇄유돌근의
앞의 삼각을 전경삼각
뒤의 삼각을 후경삼각
이라고 합니다.

외측 필요는 없어요.
림프절의 이름으로 여기를
조금 사용하는 정도

~ 갑상선 ~
✷ 갑상선의 찾는 법

① 약간 위를 향하게 하고
우선 갑상연골(Adam의 apple/결후(結喉))을 찾자.

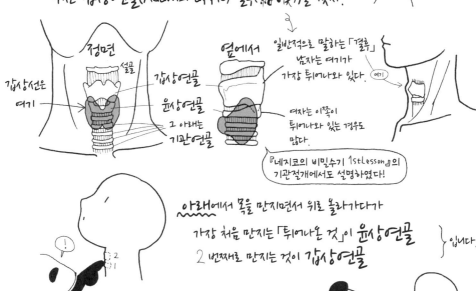

정면

설골

갑상선은
여기

갑상연골

윤상연골

그 아래는
기관연골

옆에서

일반적으로 말하는 「결후」
남자는 여기가
가장 튀어나와 있다.

여기

여자는 이쪽이
튀어나와 있는 경우도
많다.

『네지코의 비밀수기 1stlesson』의
기관절개에서도 설명하였다!

아래에서 목을 만지면서 위로 올라가다가
가장 처음 만지는 「튀어나온 것」이 윤상연골
2번째로 만지는 것이 갑상연골 } 입니다.

② 갑상연골의 조금 아래에 갑상선이 있다.
하지만 확실히 말해서 …… 잘 모르겠어!! 이지요?

더듬
더듬

단단함이 주위의 지방과 거의 같다.
자 ─── 알 만지면 주위와의 경계를
조금 알 수 있으려나···? 할 정도입니다.
반대로 여기에서 바로 「이거네」라는 것을
알 수 있다면 조금 이상. 병일수도···

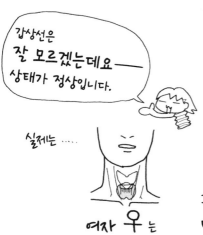

갑상선은
잘 모르겠는데요 ───
상태가 정상입니다.

실제는 ……

여자 ♀ 는
갑상연골의 바로 아래

남자 ♂ 는
좀 더 아래에 내려가 있는 경우도 많다.

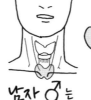

4~6 cm 정도

쇄골 바로
아래에 묻혀 있는
경우도 그렇게 되면
전부는 만질 수 없다.

③ 갑상선이 「**있을만한 장소**」를 만지면서
라고 합니다.

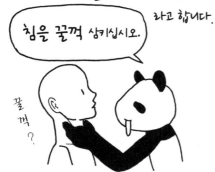

침을 꿀꺽 삼키십시오.

꿀
꺽
?

갑상선은 **기관에 붙어** 있으므로
침을 꿀꺽 (연하) 삼키면 **위로**
올라갑니다 ⇧

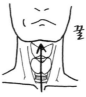

꿀

꺽

기관과 함께 움직이는
둥글고 부드러운 것을
느낍니다.
찾아봅시다.

손의 형태는
교과서적으로는
이렇습니다, 만 ……

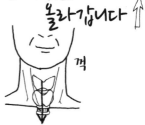

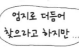
엄지로 더듬어
찾으라고 하지만 ……

실제는 이렇다 할 접점이 작아서 쉽게 찾을 수 없을 때에

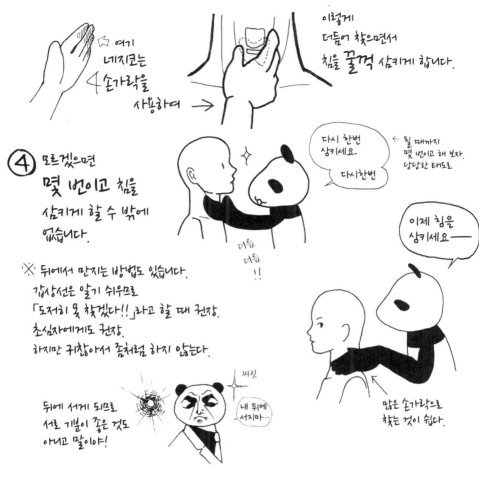

☞ 여기 네지코는 **손가락을** 사용하여 →

이렇게 더듬어 찾으면서 침을 **꿀꺽** 삼키게 합니다.

④ 모르겠으면 **몇 번이고** 침을 삼키게 할 수 밖에 없습니다.

다시 한번 삼키세요.

다시 한번

← 될 때까지 몇 번이고 해 보자. 당당한 태도로

이제 침을 삼키세요 ──

더듬 더듬 !!

※ 뒤에서 만지는 방법도 있습니다.
갑상선은 알기 쉬우므로
「도저히 못 찾겠다!!」라고 할 때 권장.
초심자에게도 권장.
하지만 귀찮아서 좀처럼 하지 않는다.

뒤에 서게 되므로 서로 기분이 좋은 것도 아니고 말이야!

쩌릿

내 뒤에 서지마…

많은 손가락으로 찾는 것이 쉽다.

갑상선은 반드시 존재하므로
어딘지 모르겠다 = 찾을 수 없는 것은
이상이 없는 (정상인가?) 것이라고 생각되지만

거울 앞에서 침을 꿀꺽 삼키고
자신의 갑상선의 유연함 & 크기 & 위치에
익숙해지자 !!

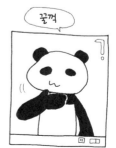

꿀꺽

❀ 이상 (있다고 하면) 이런 것

◎ 무지 크다.

목을 늘리면
부풀어
보일 정도

우와

불쑥!!

⇨ 바세도우병
갑상선
기능
항진증

에서 특징적

♪♫♪
라랄라~

바세도우병으로
가수 마야카씨가
요양하고 있지만···

어머

> 요양 전 가요프로의 영상을
> 보면 목을 늘렸을 때에
> 육안으로도 갑상선을 알 수
> 있는 상태였어요.

큰일이네

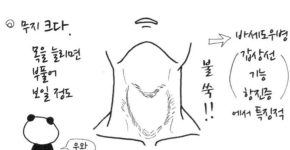

◎ 고무처럼
이상하게 단단하다.

⇨ 하시모토병
(갑상선기능저하증)

◎ 오톨도톨한 것이 만져진다.

응?

이게
뭐지?

⇨ 악성인지 (갑상선암)
양성인지 모르지만
어쨌든 뭔가의 종양

◎ 아프다.

아야
아야야
아야

⇨ 아급성 갑상선염

> 실제는 전부
> • 채혈하여 갑상선호르몬을 측정하거나
> • CT를 보고
> 병명을 생각한다 & 내분비내과에 소개합니다.

다음은 목의 제2포인트·림프절이다 !!

~목의 림프절~

✿ 목의 림프절 어디에 있는가?

목에는 림프절이 많이 있습니다. 보통은 쌀알 정도의 크기로 외부에서는
만져지지 않습니다. 만질 수 없습니다.

하지만 **어떤 이유**로 붓게 되면, 외부에서 만져서 알 수 있게 됩니다.

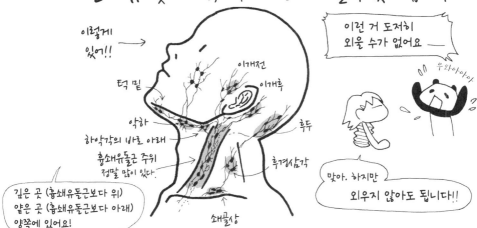

이렇게 있어!! →

이개전

턱 밑

이개후

악하

하악각의 바로 아래

흉쇄유돌근 주위
정말 많이 있다.

후두

후경삼각

깊은 곳 (흉쇄유돌근보다 위)
얕은 곳 (흉쇄유돌근보다 아래)
양쪽에 있어요!

쇄골상

이런 거 도저히
외울 수가 없어요 ㅡ

우와아아아

맞아. 하지만
외우지 않아도 됩니다!!

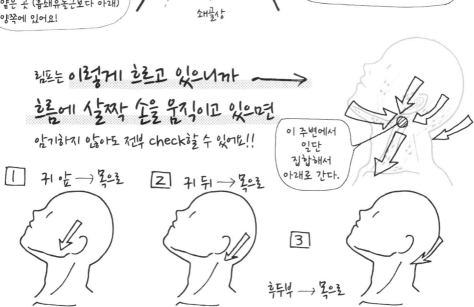

림프는 **이렇게 흐르고 있으니까** ──→

흐름에 살짝 손을 움직이고 있으면

암기하지 않아도 전부 check할 수 있어요!!

이 주변에서
일단
집합해서
아래로 간다.

① 귀 앞 → 목으로

② 귀 뒤 → 목으로

③

후두부 → 목으로

4 턱 아래는 이렇게
  (턱 밑 → 하악각으로)

5 목의 메인스트리트는
  흉쇄유돌근을 따라서

6 조금 좁은 길로
  후경삼각을 지나서

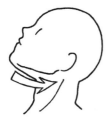

아래로 흘러간다.

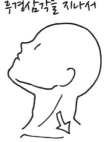

7 쇄골 위에서 완료

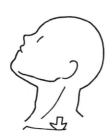

얼굴마사지나 얼굴림프마사지라고
한 때 유행했던 마사지는
이 얼굴~목의 림프의 흐름대로 손을
움직이는 것이었지요.
림프절의 촉진도 같은 흐름으로
하면 됩니다.

쓱싹
쓱싹

이것을 흐름대로 만지면 다음의 5Step으로 끝납니다.

1   2   3   4   5

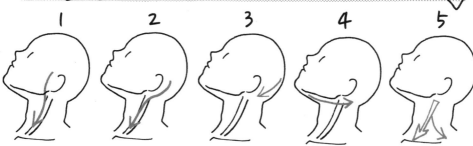

흐름을 따라서 만지다가 이상을 발견하면 그 때 비로소

여기 림프절
이름이 뭐더라?

······ 교과서로 check하면 됩니다.
전부 암기할 필요가 없어요 !!

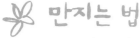
만지는 법

4개의 손가락을 모아 ——— 서 찾는다.

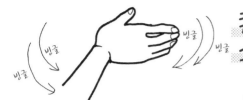

4개의 손가락으로 만진다.

큰 원을 그리듯이

빙글 빙글 빙글 빙글

순서는 아무래도 OK — 자기 나름의 순서를 정하여 빠짐없이 한다.

굳이 만지는 법의 순서를 정하자면 ……

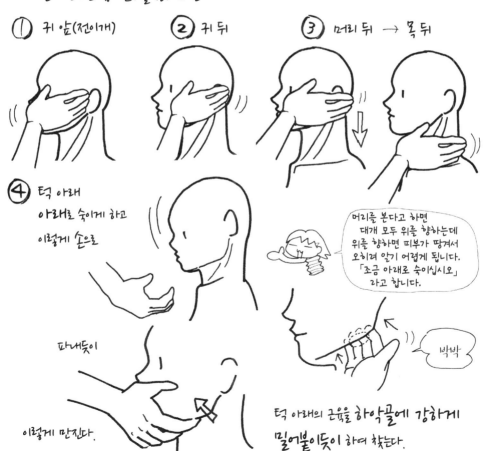

① 귀 앞(전이개)

② 귀 뒤

③ 머리 뒤 → 목 뒤

④ 턱 아래
아래로 숙이게 하고
이렇게 손으로

머리를 본다고 하면
대개 모두 위를 향하는데
위를 향하면 피부가 땅겨서
오히려 않기 어렵게 됩니다.
「조금 아래로 숙이십시오」
라고 합니다.

파내듯이

박박

이렇게 만진다.

턱 아래의 근육을 하악골에 강하게
밀어붙이듯이 하여 찾는다.

⑤ 흉쇄유돌근 주변

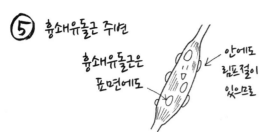

흉쇄유돌근은
표면에도

안에도
림프절이
있으므로

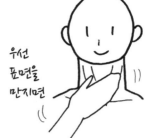

우선
표면을
만지면

안을 움켜지듯이 하여 만집니다. 이 때......

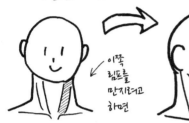

이쪽
림프를
만지려고
하면

이 쪽(만지려는 쪽)을
향하게 하면
흉쇄유돌근이
느슨해지므로
속을 만지기가 쉬워진다.

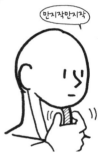

만지작만지작

⑥ 후경삼각

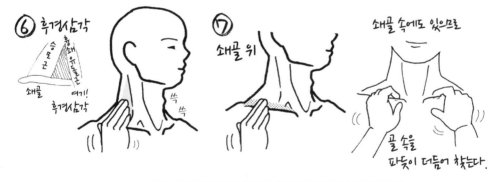

승모근 흉쇄유돌근

쇄골 여기!
후경삼각

⑦ 쇄골 위

쇄골 속에도 있으므로

골 속을
파듯이 더듬어 찾는다.

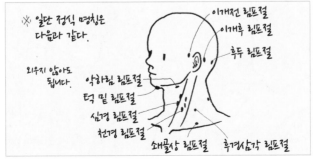

※ 일단 정식 명칭은
다음과 같다.

외우지 않아도
됩니다.

이개전 림프절
이개후 림프절
후두 림프절

악하림 림프절
턱 밑 림프절
심경 림프절
천경 림프절

쇄골상 림프절   후경삼각 림프절

❀ 림프절의 check point

림프절을 발견하면 이것을 check합니다!

> 말하자면 **악성** (암의 전이나 림프종) 인지 **양성**인지 확인하는 것만 중요합니다.

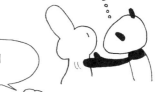
찾았다!!

일반적으로는 이런 느낌

~ 악성종양의 이미지 ~	~ 양성종양의 이미지 ~
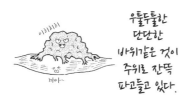 이거처럼 / 징소 / 까악~	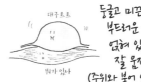 대구 흐르르 / (( )) / 뭐가 있나
우툴두툴한 단단한 바위같은 것이 주위로 잔뜩 파고들고 있다.	둥글고 미끈한 표면의 부드러운 혹(비곳)이 얹혀 있을 뿐으로 잘 움직인다. (주위와 붙어 있지 않다)

(1) 크기·형태

○ ↕2cm ／ Φ2cm

5cm의 타원형 × 3cm

⑧ 염주상 (2개 이상 연결되어 있다.)

> 1cm 이하는 생리적인 것 (정상이라도 그 정도 된다)으로 이상소견으로 보지 않는 경우가 많습니다. 뜨겁게 한다. = 경과 관찰합니다.

(2) 유연함

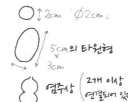

부드럽다 ↑

연 — 보통 지방과 같다.

탄성연 — 탄력이 있고 부드러운 것 공기가 들어간 고무공 정도

탄성경 — 탄력이 있지만 단단한 것 지우개 같은 느낌

경 — 바위 같다.

↓ 단단하다

> 단단하면 단단할수록 악성일지도? 위험? 하다고 생각한다.

(3) 표면의 미끈한 정도

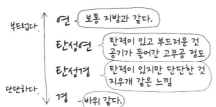
딱 딱 / 꾸욱~ / ㅋㅋㅋ

우툴두툴
=
「표면 불규칙」

or

미끌 / 음?

미끈미끈?
=
「표면 미끈」이라고

적는다.

(4) 가동성

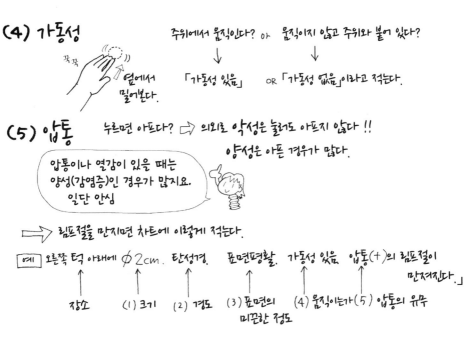

꾹꾹

옆에서 밀어본다.

주위에서 움직인다? 아 → 「가동성 있음」

움직이지 않고 주위와 붙어 있다? → 「가동성 없음」이라고 적는다.

OR

(5) 압통

누르면 아프다? ⇨ 의외로 악성은 눌러도 아프지 않다 !!

양성은 아픈 경우가 많다.

압통이나 열감이 있을 때는
양성(감염증)인 경우가 많지요.
일단 안심

⟹ 림프절을 만지면 차트에 이렇게 적는다.

예 「오른쪽 턱 아래에 ⌀2cm. 탄성경. 표면평활. 가동성 있음. 압통(+)의 림프절이 만져진다.」

장소 / (1) 크기 / (2) 경도 / (3) 표면의 미끈한 정도 / (4) 움직이는가 / (5) 압통의 유무

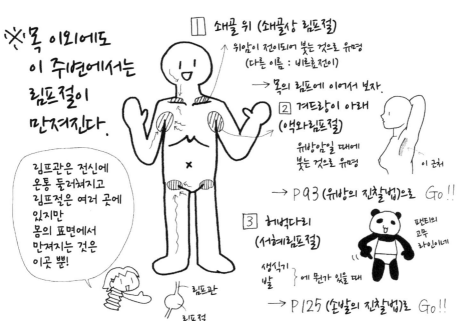

※목 이외에도
이 주변에서는
림프절이
만져진다.

림프관은 전신에
온통 둘러져지고
림프절은 여러 곳에
있지만
몸의 표면에서
만져지는 것은
이곳 뿐!

림프관

림프절

① 쇄골 위 (쇄골상 림프절)

→ 위암이 전이되어 붓는 것으로 유명
(다른 이름 : 비르효전이)

→ 목의 림프에 이어서 보자.

② 겨드랑이 아래
(액와림프절)

유방암일 때에
붓는 것으로 유명

이 근처

→ P.93 (유방의 진찰법)으로 Go !!

③ 허벅다리
(서혜림프절)

팬티의
고무
라인이네

생식기
발 }에 뭔가 있을 때

→ P.125 (손발의 진찰법)로 Go !!

다음은 보너스 !!
~경동맥과 경정맥~

※ 경동맥은 여기에 있어요 !

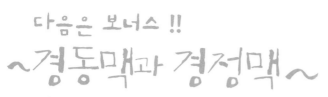

> 살인에 이용되기 때문인가?
>
> **경동맥**은 일반인에게도 매우 유명하지만 때로 맥을 짚는 데에 사용되는 정도로 솔직히 그다지 보지 않아요 —
>
> 경정맥은 육안으로 보이는가의 여부 = 노장(怒張) 되어 있는가의 여부가 중요합니다.

여기에 있어요!!

여기에 맥 있음!

흉쇄유돌근의 안쪽에서 위로 올라간다.

이 근처

흉쇄유돌근 보다 안쪽

이것!!   결후

손가락 3개를 사용한다. 손가락으로 만져라!

『네지코의 비밀수기 2nd Lesson』의 병원에서의 심폐소생에서도 설명하였습니다.

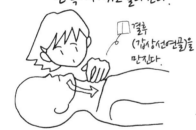

결후 (갑상선연골)을 만진다.

[2] 결후에서 손가락을 옆으로 하여 바로 아래로 내려간다.

그대로 내려간다.

[3] 그래도 안되면 조금 위로 올라가면 맥이 만져진다.

※ 경동맥에서 하는 일은 그다지 없지만……

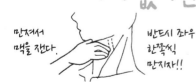

만져서 맥을 잰다.

반드시 좌우 한쪽씩 만지자!!

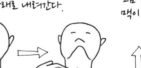

※정확히 말하면 이렇게 되어 그림대로 갈라져 있다. 하지만 만져본 느낌으로는 그 정도까지 알 수 없다. 전부 합쳐서 "경동맥"이라고 표현

내경동맥
외경동맥
총경동맥

명칭은 아무래도 괜찮아.

양쪽을 한번에 누르면 슬리퍼 홀드가 되어 **실신하는 수가 있습니다**(특히 노인).

건강한 보통 어른은 단단히 조이듯 압으면 실신까지는 하지 않지만

이—압

꽉

노인은 가볍게 눌러도 실신해 버립니다.

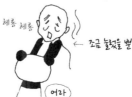

헤롱 헤롱

← 조금 눌렀을 뿐

어라

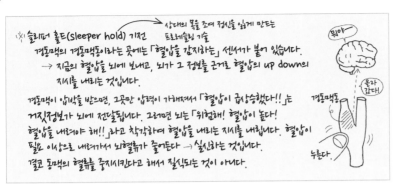

※ 슬리퍼 홀드(sleeper hold) 기전 — 상대의 목을 조여 정신을 잃게 만드는 프로레슬링 기술

경동맥의 경동맥동이라는 곳에는 「혈압을 감지하는」 센서가 붙어 있습니다.

→ 지금의 혈압을 뇌에 보내고, 뇌가 그 정보를 근거로 혈압의 up down의 지시를 내리는 것입니다.

경동맥이 압박을 받으면, 그곳만 압력이 가해져서 「혈압이 급상승했다!!」는 거짓정보가 뇌에 전달됩니다. 그러면 뇌는 「위험해! 혈압이 높다! 혈압을 내려야 해!!」라고 착각하여 혈압을 내리는 지시를 내립니다. 혈압이 필요 이상으로 내려가서 뇌혈류가 줄어든다 → 실신하는 것입니다.

결코 동맥의 혈류를 중지시킨다고 해서 실신되는 것이 아니다.

경동맥동
누른다.
뭐야
올라간다!

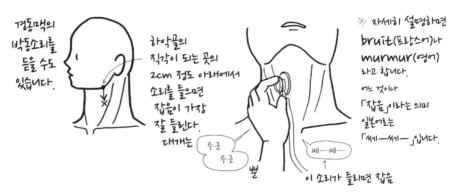

경동맥의 박동소리를 들을 수도 있습니다.

하악골의 직각이 되는 곳의 2cm 정도 아래에서 소리를 들으면 잡음이 가장 잘 들린다. 대개는

두근 두근

뻥

※ 자세히 설명하면 bruit(프랑스어)나 murmur(영어) 라고 합니다.

어느 것이나 「잡음」이라는 의미 일본어로는 「쎄—쎄—」입니다.

쎄—쎄—

이 소리가 들리면 잡음

❋ 경정맥의 노장(怒張)이란 무엇인가?

노장이라고 해도 그다지 화가 난 것도 안간힘을 쓰는 것도 아닙니다.

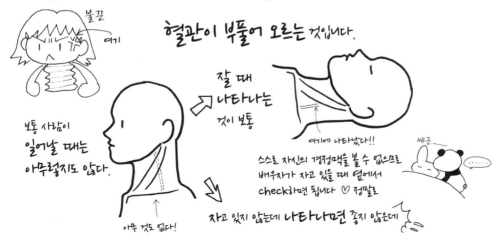

불끈
여기

혈관이 부풀어 오르는 것입니다.

보통 사람이 일어날 때는 아무렇지도 않다.

잘 때 나타나는 것이 보통

여기에 나타났다!!
스스로 자신의 경정맥을 볼 수 없으므로 배우자가 자고 있을 때 옆에서 check하면 됩니다 ♡ 정말로

쌔근

아무 것도 없다!

자고 있지 않는데 나타나면 좋지 않은데

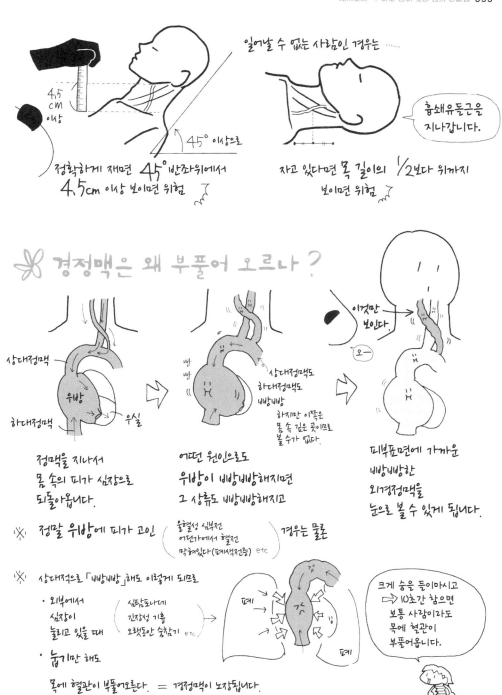

일어날 수 없는 사람인 경우는 ······

흉쇄유돌근은 지나갑니다.

4.5 cm 이상

45° 이상으로

정확하게 재면 **45°** 반좌위에서 **4.5cm** 이상 보이면 위험

자고 있다면 목 길이의 **1/2**보다 위까지 보이면 위험

❀ 경정맥은 왜 부풀어 오르나 ?

상대정맥

우방

하대정맥

우실

정맥을 지나서 몸 속의 피가 심장으로 되돌아옵니다.

빵 빵

상대정맥도 하대정맥도 빵빵

하지만 이쪽은 몸 속 깊은 곳이므로 볼 수가 없다.

어떤 원인으로도 우방이 빵빵해지면 그 상류도 빵빵해지고

이것만 보인다

오 —

피부표면에 가까운 빵빵한 외경정맥을 눈으로 볼 수 있게 됩니다.

✳ 정말 우방에 피가 고인 (울혈성 심부전 어딘가에서 혈전 막혀있다 (폐색전증) etc) 경우는 물론

✳ 상대적으로 「빵빵」해도 이렇게 되므로

• 외부에서 심장이 눌리고 있을 때 (심탐포나데 긴장성 기흉 오랫동안 숨참기 etc)

폐

폐

폐

• 눕기만 해도

목에 혈관이 부풀어오른다. = 경정맥이 노장됩니다.

크게 숨을 들이마시고 ⇨ 10초간 참으면 보통 사람이라도 목에 혈관이 부풀어옵니다.

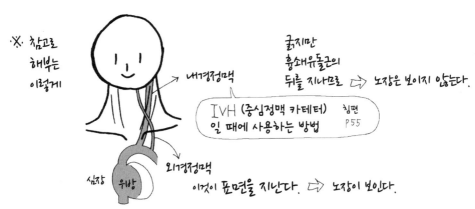

※ 참고로
해부는
이렇게

→ 내경정맥

굽지만
흉쇄유돌근의
뒤를 지나므로 ⇨ 노장은 보이지 않는다.

IVH (중심정맥 카테터)
일 때에 사용하는 방법   침편 P55

심장   위방

외경정맥
이것이 표면을 지난다. ⇨ 노장이 보인다.

～그 밖의 여러 가지～

❋ 기관

갑상선일 때에 함께 만집니다.
제대로 한 가운데에 있는가만
check합니다.

보통은 있습니다.

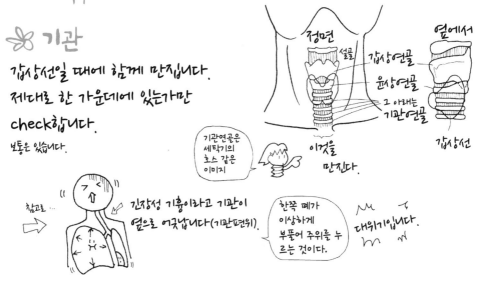

정면 ──설골

옆에서
갑상연골
윤상연골
그 아래는
기관연골

갑상선

기관연골은
세탁기의
호스 같은
이미지

이것을
만진다.

참고로 ...

⇨ 긴장성 기흉이라고 기관이
옆으로 어긋납니다(기관편위).

한쪽 폐가
이상하게
부풀어 주위를 누
르는 것이다.

대위기입니다.

❋ 차트에 이것을 적을 수 있게 되는 것이 목표

「경부 : 갑상선 종대 (－), 표재림프절 촉지할 수 없으며,
경정맥 노장 (－), bruit (－)」
이 4가지 소견을 check할 수 있게 되면 OK.

목의 일러스트는 그다지
그리지 않지만

(귀찮아서
　간략하게 그렸어요)

종양 등을 만진 경우는
이런 식으로 그립니다

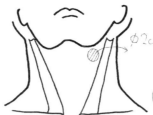

∅2cm의 tumor

탄성경 ······ 라고 적는다.

의사는 그림을 잘 그리면
좋아요—. 어려운 문장은
쓰지 않아도 되고 !!

이것으로 **목은 끝**
　　　수고하셨어요!

~ 보너스. 경부 경직 ~

어느 쪽인가 하면
신경 얘기인데
목을 움직이므로
여기에 적습니다.

✿ 수막자극증상이란 무엇인가?

뇌와 그 속에서 만들어져 순환하고 있다.

척수는 **수액**이라는 이름의 액체에 첨벙첨벙 잠겨 있습니다.

이 수액이
① 세균이나 바이러스에 감염되었다(뇌염이나 수막염).
② 피투성이가 되어 있다(지주막하출혈).

등의

트러블이 일어나면, 이런 증상이 나타납니다.

① 경부 경직 〈가장 기본!〉

② neck flexion test

③ Jolt accentuation of headache

④ 케르니히징후

⑤ 브루진스키징후

① 경부경직의 덤
어느 쪽이나 목이 딱딱
해지는가를 검사한다.

목이 짧고 목의 경도 (①②③)를 알기
어려운 소아에게 권장

이 부분을 합하여 **수막자극증상**이라고 합니다
뇌 & 척수를 둘러싸고 있는 수막이 자극으로부터
몸을 지키기 위해서 몸을 단단하게 하는 이미지입니다.

✤ 목이 딱딱하다! 두득두득!!

① 경부경직

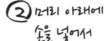
이것이 가장 유명!

말하자면
이것만으로도 OK.
우선 이것만 암기하자.

① 눕게 하고

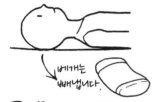

베개는 빼냅니다.

② 머리 아래에 손을 넣어서

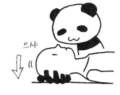

으샤

③ 머리만 들어올린다.

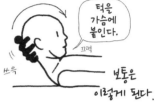

턱을 가슴에 붙인다.

끄덕

쓰윽

보통은
이렇게 된다.

④ 목이 딱딱하면 숙여지지 않고

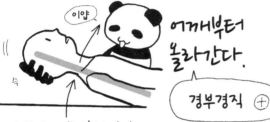

이야

어깨부터 올라간다.

늑

경부경직 ⊕

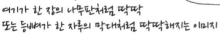

여기가 한 장의 나무판처럼 딱딱
또는 등뼈가 한 자루의 막대처럼 딱딱해지는 이미지

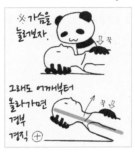

※가슴을 눌러보자.

꾹

그래도 어깨부터 올라가면 경부경직 ⊕

꾹

② ↑ 이것을 자력으로 하게 하는 것이 neck flexion test

목을　숙이는　검사

그대로

의식이 확실하다 & 말하는 대로
제대로 따라주는 (지시한다) 상태라면
스스로 하게 하면 수월합니다.

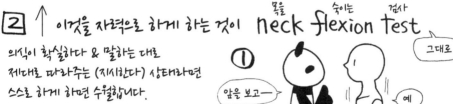

① 앞을 보고—

예

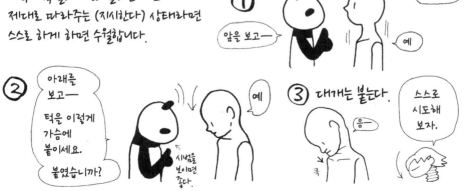

② 아래를 보고—
턱을 이렇게 가슴에 붙이세요.
붙였습니까?

예

시범을 보이면 좋다.

③ 대개는 붙는다.

음—

쿡

스스로 시도해 보자.

④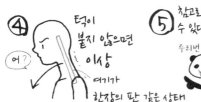
턱이
붙지 않으면
이상
여기가
한장의 판 같은 상태

「어?」

⑤ 참고로 이쪽은 움직일
수 있다(가로방향).

←두리번   두리번→

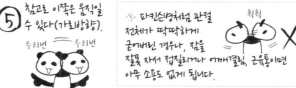

※ 파킨슨병처럼 관절
전체가 딱딱하게
굳어버린 경우나, 잠을
잘못 자서 결질리거나 어깨결림, 근육통이면
아무 소용도 없게 됩니다.

척척

③ ~~머리를 척척 떼쓰는 응석받이처럼~~ 정식명칭: jolt accentuation of headache

흔들면   심해지는   두통

①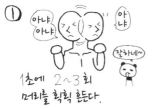

「아냐 아냐」   「아냐」   「잘하네~」

1초에 2~3회
머리를 척척 흔든다.

② 이것으로 두통이 심해질
것 같으면
이상이 있는 것입니다.
「jolt ⊕」라고 한다.

길어서 외우기 어려우므로
간단히 간단히 「졸트」라고
부르는 경우가 많다.

졸트가 없으면
수막염은 대개 부정할 수 있을 정도로
강도가 높은 검사입니다.

이상, 머리의 경도 체크방법이었습니다.

목은 아니지만
계속해서 **④ 케르니히징후(kernig's sign)**

① 눕게 하고

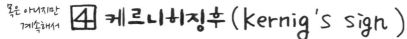

③ 우선 한쪽 다리를 이렇게 올린다.

90°
90°

무릎
넓적다리 } 모두 90°로

② 무릎과
발뒤꿈치를
잡고

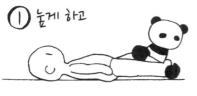

④ 무릎을

쭉

펀다.

쭈욱

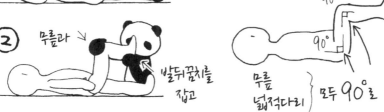

그래도
똑바로 (180°)는
펴지지 않습니다.
무릎 ＊이
135° 이상이
되면 정상

⑤ 수막 or 수액에 뭔가 있으면 ……

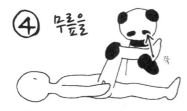

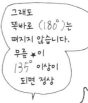

＊
여기

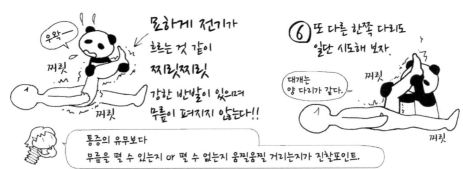

우왁ㅡ

쩌릿

쩌릿

모하게 전기가 흐르는 것 같이 **찌릿찌릿**

강한 반발이 있으며 무릎이 펴지지 않는다!!

⑥ 또 다른 한쪽 다리도 일단 시도해 보자.

대개는 양 다리가 같다.

쩌릿

쩌릿

통증의 유무보다 무릎을 펼 수 있는지 or 펼 수 없는지 움찔움찔 거리는지가 진찰포인트.

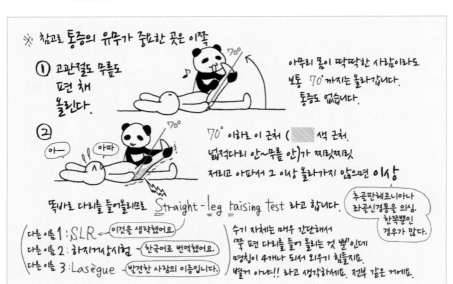

※ 참고로 **통증의 유무가 중요한** 곳은 이쪽

① 고관절도 무릎도 편 채 올린다.

아무리 몸이 딱딱한 사람이라도 보통 70° 까지는 올라갑니다. 통증도 없습니다.

② 아   아파

70° 이하로 이 근처 (색 근처. 넓적다리 안~무릎 안)가 찌릿찌릿 저리고 아파서 그 이상 올라가지 않으면 **이상**

추곤판헤르니아나 좌골신경통을 의심. 한쪽뿐인 경우가 많다.

똑바로 다리를 들어올리므로 Straight-leg raising test 라고 합니다.

다른이름 1 : SLR ← 이것은 생략했어요.

다른이름 2 : 하지거상시험 ← 한국어로 번역했어요.

다른이름 3 : Lasègue ← 발견한 사람의 이름입니다.

수기 자체는 매우 간단해서 '쭉 편 다리를 들어 올리는 것 뿐'인데 명칭이 4개나 되서 외우기 힘들죠. 별거 아냐!! 라고 생각하세요. 전부 같은 거에요.

⑤ 브루진스키징후(Brudzinski's sign)

① 할 것은 경부경직과 함께

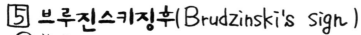

휙   휙   가슴을 누르고

휙

목을 구부리려고 머리를 들어올린다.

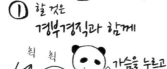

② 쓰윽 무릎을 세우게 되면

⇨ **이상**   오   브루진스키 ⊕

쓰윽

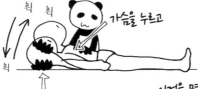

이것을 몇 차례 반복해서 하면 ……

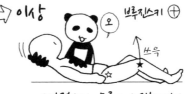

고관절☆과 무릎★이 구부러진다.

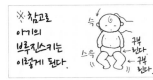

※ 참고로 아기의 브루진스키는 이렇게 된다.

쑥 → 쑥 / 꿈틀 한다 ← 쑥 / 꿈틀 한다 ←

이상, 수막자극증상 5가지였습니다.
🌸 그럼 이것은 언제 하나요?

이것이 가장 유효한 것은

외래에 넘쳐나는 발열 & 두통환자 중에서, 진짜 수막염을 찾아냈을 때입니다.

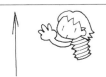

이 3가지가 나타나면 수막염?
1 · 발열
2 · 의식장애
3 · 경부경직
일수도

수막염은 옛날부터 이 3가지 증상이 있다고 하지만

실제는 · 진짜 수막염이라도 3가지 모두 나타나지 않은 경우가 많다. 열 뿐이거나.

· 의식장애라고 하지만 원래 의식레벨이 이 상태라면? (어린이나 인지증노인 등) 실은 열로 시달리고 있을 뿐인 경우

· 수막염은 어린이와 노인에게 많다.

· 3의 경부경직인 경우, 어린이는 목이 짧아서 알기가 어렵고, 노인은 원래 관절이 딱딱해진 사람이 많다.

· 기왕이면 한꺼번에 나타났으면!! 등의 이유 에서

이 3가지뿐이라면 좀처럼 판단하기가 힘들어요……

수막염은 CT에도 찍히지 않고…… 그럼 어떡하지—. 할 때에

5가지 수막자극증상을 check하자!!

참고로 지주막하출혈은 두부CT에 깨끗하게 찍히므로 진단이 쉽다.

[차트의 작성]

38.1℃ JCSI-10 ← 열과 가벼운 의식장애 있음

경부경직 (−)

Jolt (+)

Neck flexion (+)

Kernig (−)

Brudzinski (−)

목이 단단한가의 여부는 자신의 감성이 전부이므로 경부경직에 자신이 좀 없을 때, 이 2가지를 합쳐서 판단할 것을 권장. 환자에게 하게 한다.

이 2가지는 모든 수막염환자에게 나타나는 것은 아니다. 아니 오히려 나타나지 않는 경우가 많다. 하지만, 이것이 나타나면 거의 틀림없이 수막염이다.

즉 열이 있어서 후끈 달아있거나 머리가 아픈 사람이 있으면 이 5가지를 체크합니다. 그리고 그런 사람은 많이 있습니다. 단지 감기일수도

후끈— 후끈

그럼 검사 하겠습니다

아, 예 부탁드립니다. 발그레

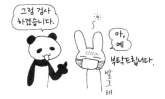

5가지 모두 없으면 수막염이나 지주막하출혈은 현재로서는 부정적.

5가지 중 어느 하나가 걸리면, 적절히 추가 검사합니다.

(두부 CT & 요추천자로 수액을 검사합니다. 하는 방법은 『네지코의 비밀수기 1st lesson』을 check한다!)

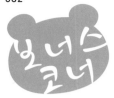 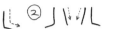 ~네지코의 간단한 일러스트 강좌

① 목

차트의 일러스트는 이렇게 그리자!

① 목 ~ 어깨의 아웃라인을 그리고

② 흉쇄유돌근과

③ 쇄골만 그리면 그럴듯해집니다.

④ 턱라인을 추가하면 더욱 그럴 듯

② 목구멍 (인후)

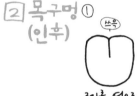

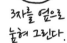

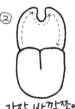

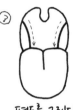

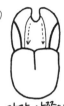

① 3자를 옆으로 눕혀 그린다.

② 가장 바깥쪽의 M 아치를 그린다. 목적을 잊지말고

③ 편도를 그린다.

④ 가장 안쪽의 ∩ 아치를 그린다.

③ 가슴

① 절구통도 괜찮으니까 몸통을 그린다.

② 역시 쇄골을 그리고

③ 늑골 아래의 가장자리 한가운데를 뾰족하게 그리면 그럴 듯

④ 유두는 그리든 그리지 않든 상관없다.

상처가 있는 장소의 표시로 사용할 수 있습니다.

④ 배

① 이것도 절구통도 괜찮으니까 몸체를 그린다.

② 가슴과 마찬가지로 늑골의 하연을 그리고

③ 다리의 이음새(서혜) 라인

④ 배꼽은 그리자

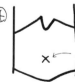

아픈 장소를 쉽게 표현할 수 있습니다.

가슴의
진찰법

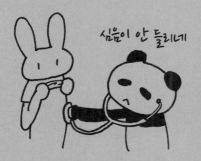

심음이 안 들리네

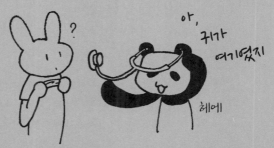

?

아, 귀가 여기였지

헤에

가슴의 진찰법

『진찰하겠습니다』라고 하면 대개 환자들은 셔츠의 단추를 풀고 가슴을 열어보입니다. 「어디 보자─」라고 하면 작은 어린이도 옷을 올려서 가슴을 보여 줍니다. 「진찰」 = 「가슴의 소리를 듣는 것」. 그런 인식이 환자에게까지 침투되어 있을 정도로 유명한 진찰방법입니다. 그렇지요, 가슴의 진찰이라고 하면 청진기로 소리를 듣는 것 외에는 없습니다. 아니, 진짜는 그 밖에도 여러 가지가 있지만, 대개 중요하지가 않습니다. 가슴의 소리보다 중요한 것은 없습니다. 정상적인 가슴의 소리에 관한 소견은 다음과 같이 적습니다.

> 흉부 : 심음 S1 →, S2 →, S3 (−), S4 (−),
> 잡음 (−), 정상호흡음 (수포음 없음)
> ※ 영어로는 no murmur, no rales

정상이라도, 반드시 차트에 적어야 합니다. 그것은 어느 부위의 진찰을 했을 때도 마찬가지입니다. 본 것은 정상이라도, 모두 차트에 적습니다. 왜냐하면 소견이 적혀 있다=「제대로 보았다」라는 증거가 되기 때문입니다. 반대로. 설사 제대로 진찰했다 해도, 그 소견을 차트에 적지 않으면!! 적는 것을 잊었다면!! 당신은 「보지 않았다」 엄밀히 말하자면 「보는 것을 잊었다」는 것과 마찬가지가 되어 버릴 위험이 있습니다. 의료소송이 일상적이 된 요즈음, 의료종사자가 자신의 몸을 지키는 수단으로서, 이것은 매우 중요합니다. 「자신이 보았을 때, 허참! 이상이 없었는데!!」라는 것을, 잊지 말고 증거로 남기는 습관을 기릅시다.

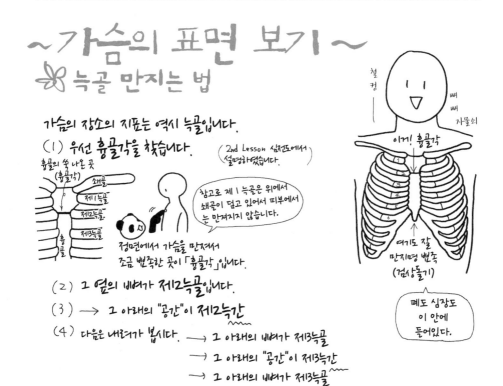

여기에서 검사한 넘버링은
가슴을 진찰할 때의
모든 지표로서
기게 ─── 속 사용하므로
확실히 알 수 있도록 공부하자!!

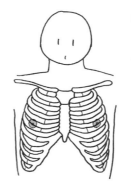

참고로
유두는
제4늑간 정도에 있는
경우가 많다.

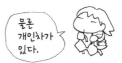

물론
개인차가
있다.

✿ 손쉽게 만지는 법

제1늑골은 만져지지 않는다는 것을 역으로 이용하여

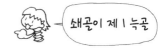

쇄골이 제 1 늑골

① 쇄골 아래에 검지를 놓는다(제1늑간).

② 늑골과 늑골 사이에 손가락을 차례로 모아서

③

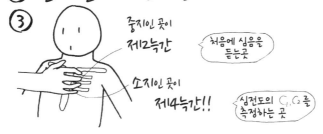

중지인 곳이
제2늑간

처음에 심음을 듣는곳

소지인 곳이
제4늑간!!

심전도의 C_1, C_2 를
측정하는 곳

이런 방법도
빨라서
권장!!

✿ 만져보고 두드려 보고 안을 추측

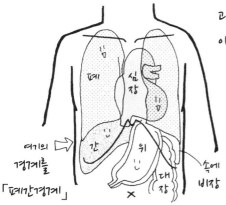

폐

심장

간   위

대장   ×

여기의
경계를
「폐간경계」

속에
비장

과장해서 말하자면 가슴 속은 이런 느낌.
이것을 밖에서 **만져보고 두드려보고** 맞추자.

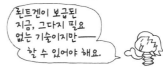

뢴트겐이 보급된
지금, 그다지 필요
없는 기술이지만 ──
할 수 있어야 해요.

중요한 점은

(1) 어디까지가 폐인가?

(2) 어디 근처에 심장이 있는가?

를 check하는 것뿐입니다.

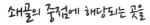

✿ 두드려 보자(타진).

쇄골의 중점에 해당되는 곳을

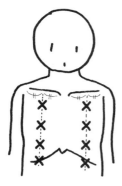

내려가는 느낌으로
이렇게 두드린다.

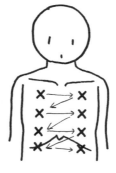

이렇게 해도 된다.

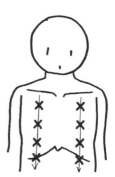

과장해서
　이런 느낌의 소리가 나요!

폐와 간의 경계를
「폐간경계」라고 합니다.
이것을 check하자.

여기가 「폐간경계」

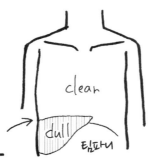

clear

dull　　팀파니

실제는,
높은 소리 2가지(clear와 팀파니)의
차는 거의 알 수 없습니다.
하지만, dull(낮은 음)과 높은 음의
차는 잘 알 수 있습니다.

⇒ 고음과 저음의 경계만 알면 OK !
　dull이면 그 곳에서 아래에 간장이 있는 영역

폐간경계는 대개
제6늑골 정도
　→ 너무 올라가면 ⎰ · 간종대(간이 커져있다)
　　　　　　　　　⎱ · 실은 폐에 물이 고여서 둔탁한
　　　　　　　　　　　 소리가 나고 있다(폐렴·흉막염).
　→ 너무 내려가면　폐기종(폐가 부풀어 있다)
　　　　　　　　　　주위를 의심한다.

폐

속이 막힌
실질장기

※ 이렇게 되면   폐 = clear
     막혀있는 경우 = dull

들리는 구역이 있습니다.

따라서 확실히 이 근처는 비교적 타음이지만
솔직히 ~~말하자면~~ 판별이 어렵습니다.
dull은 dull이라고 생각합니다.

「이 주변부터 아래에 뭔가 있다」는
것만 알면 된다.

이므로 그 중간의 다소 둔탁한 소리가

(비교적 타음이라고 한다)

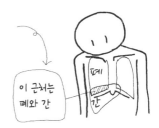

이 근처는
폐와 간

폐

간

✸ 만져 보자(촉진).

① **심장은**
이근처?

심장은 똑바른 가로도 세로도 아니며 **조금**
회전 해 있습니다.

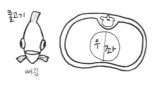

물고기

배꼽

우 좌

우 좌

여기가 벽에 해당한다.

사람에 따라서는 **박동**이 눈에 보입니다.

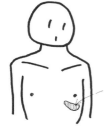

오

말려야 돼.

이 근처
실룩실룩 = 「**심첨박동**」이라고 합니다.

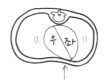

※ 정확히 적으면
· 제4~5늑간 근처
· 몸의 한가운데에서 10cm정도인 곳
  (여기보다 멀면 심장이 클 가능성이 있음)

② **만져서 check합시다.**

실룩실룩거리는
느낌이랄까?

이것은 ⇨
정상

실룩
실룩

부들부들 떨면……

⇨**"진전(振戰)"**
이라고 합니다. 이것은 이상
(영어 thrill).

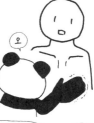

오

심장에서의 혈류가 너무 혼란스러워
벽까지 찌릿찌릿한 전율이 전달되는
상태 심장의 청진편에서 다시 자세히
설명할게요.

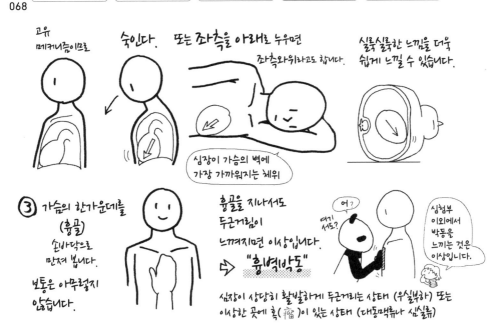

고유
메커니즘이므로

숙인다.

또는 좌측을 아래로 누우면
좌측와위라고도 합니다.

실룩실룩한 느낌을 더욱
쉽게 느낄 수 있습니다.

심장이 가슴의 벽에
가장 가까워지는 체위

③ 가슴의 한가운데를
(흉골)
손바닥으로
만져 봅니다.

보통은 아무렇지
않습니다.

흉골을 지나서도
두근거림이
느껴지면 이상입니다.

➡ "흉벽박동"

어?

여기
서도?

심첨부
이외에서
박동을
느끼는 것은
이상입니다.

심장이 상당히 활발하게 두근거리는 상태 (우심부하) 또는
이상한 곳에 혹(瘤)이 있는 상태 (대동맥류나 심실류)

🌸 폐는 어디까지? (성음진탕 音音振盪)이라고 합니다)

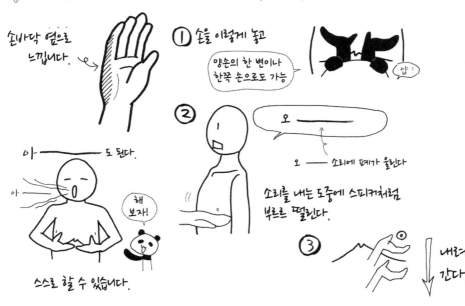

손바닥 옆으로
느낍니다.

① 손을 이렇게 놓고

양손의 한 변이나
한쪽 손으로도 가능

얍!

아 ——— 도 된다.

아

해
보자!

② 오 ————

오 —— 소리에 폐가 울린다

소리를 내는 도중에 스피커처럼
부르르 떨린다.

③

내려
간다.

스스로 할 수 있습니다.

④ 특이한 분은

등에서도

해 봅니다.

오 —

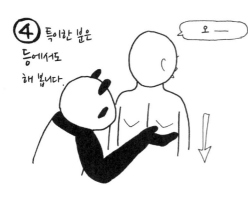

⑤ 어디까지 펴일지

예상합니다.

아 —

학

.....

실밖에

만져지지 않아

어느 정도 울리는가는

사람에 따라서 완전히 다르므로

좌우를 비교하는 것이 중요합니다.

실제로 현장에서

해 본 적은 없다!!

～가슴의 소리를 들어라～

가슴에 청진기를 대는 것은 **병원의 기본입니다.**

하지만 도대체 무엇을 듣는 걸까요?

🌿 가슴에 있는 것은 폐와 심장.

그 2개가 전부입니다.

그 이외는 없습니다.

하지만 어느 쪽도 살아가는 데에

매우 중요한 장기입니다.

아, 여자에게는 유방이 있네요.

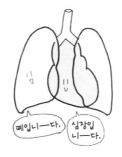

폐입니-다.

심장입
니-다.

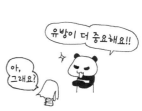

유방이 더 중요해요!!

아,
그래요?

폐의 소리는 요컨대 **호흡음.**

심장의 소리는 요컨대 심장이 **박동하는 소리입니다.**

어느 쪽에서 들어도 상관없지만,

• **심음**은 그 사람이 죽지 않는 한 **절대적으로 들린다.**

⇨ 청진기를 check, 귀에 익숙해질 수 있다.

실은 청진기를 귀에 꽂고 있는가도 확인할 수 있다.

• 호흡음은 개인차가 크다.

⤷ 전혀 들리지 않는 사람, 호흡음이 매우 작은 사람이 상당히 있으므로,

심장소리에서 듣는 경우가 많습니다.

❀ 그럼, 가슴을 열어 주십시오

가슴을 전부 벗게 합니다.

브래지어를 벗는다! 교과서적으로는 기본입니다.

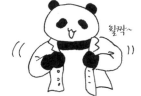

휙짝~

그러나 현실은 그렇지 않습니다. 브래지어를 벗는다는 것은 매우 귀찮은 일이지요.

브라가 등에 있기도 하고, 싫어하는 여성에게 브래지어를 벗게 하는 것은 솔직히 성가신 일이지요!!

특히 남자선생님인 경우, 번거로운 일에 말려들고 싶지 않으시겠지요.

그렇지 않아도 여성의 가슴은 지방의 평량이 방해가 되어, 소리가 잘 들리지 않고 &

생각했던 곳에서 들을 수 없는 경향이 있습니다. 상당히 큰 핸디캡입니다.

이러한 이유로

⤷ 초심자는 남자 ♂의 가슴으로 연습합니다.

   점점 여러 남자 ♂를 벗게 하여 가슴의 소리를 들어 봅니다.

⤷ 그러면 점차 숙달되어 브래지어를 한 채로도 들을 수 있게 됩니다.

   솔직히 정상소견이라면 그것으로 충분합니다.

물론 **진짜 진찰** (이상이 있는 듯한, 이상한 소리가 난다. / 폐나 심장병이 있는 듯한) 일 때는

반드시 벗게 한 후 들어봅니다.

～ 심장 두근두근 ～

❋ 심장의 소리를 들어라!!

두근
두근 ((
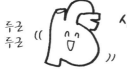
심음 ⇨ 「두근」 「두근」이 정상.
가슴에 손을 대면 알 수 있어요.

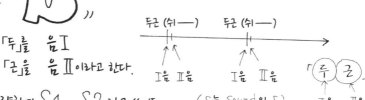

1 이 「두」를 음 I
「근」을 음 II 이라고 한다.

생략하여 $\underset{\text{I음}}{S1}$, $\underset{\text{II음}}{S2}$ 라고 쓰기도   (S는 Sound의 S)

2 **심잡음** ⇨ 기본적으로는 ~~없는~~ 것이 정상. 있을 때에는
그 소리의 종류와 원인에 따라서.

들려도
아무 문제도 없다.
잡음도 많이 있다.

❋ 음원은 어디?

귀찮지만 심장의 구조를 조금 공부하는 편이
수월하게 이해할 수 있습니다.

사람의 심장은 **오른쪽**과 **왼쪽**으로 나뉘어져 있으며 각각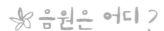
이 있습니다. 2심방 2심실입니다.

심방(혈액의 휴게실)과
심실(한번에 뿜어내는 펌프)

① 심방   ② 심실

모았다가

부응

이 ①과 ②의 수축일 때
단지 수축만으로는 혈액이

돌아옵니다. 그래서 **판**(판막)이

필요합니다.

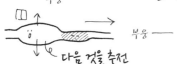

다음 것을 충전

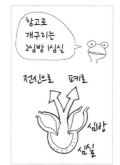

참고로
개구리는
2심방 1심실

전신으로   폐로

심방
심실

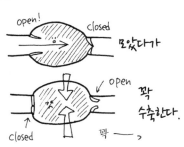

모았다가

꽉 수축한다.

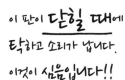

이렇게 하면 앞으로 간다.
→ 뒤로는 되돌아가지 않는다.

이 판이 **닫힐 때**에
탁하고 소리가 납니다.
이것이 심음입니다!!

탁

끼익—

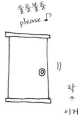

울퉁불퉁
please ♪

탁
↑
이거

그렇게 하면 판은 이론적으로는

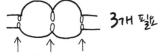

3개 필요

하지만 실제는 압력차와 저항의
관계에서 **2개**로 충분합니다

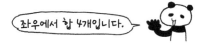
좌우에서 합 4개입니다.

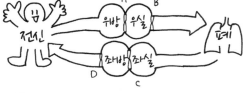

A : 삼첨판
B : 폐동맥판
C : 승모판
D : 대동맥판   라는 명칭입니다.

❀ 좌우가 동시에 수축된다

실제는 이와 같이 ⇨ 이루어져 있으며

우선 좌우의 ①심방이 모두 같은 타이밍에 수축되고

→ 다음에 좌우의 ②심실이 동시에 수축된다.

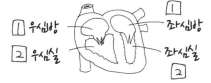

① 우심방
② 우심실

① 좌심방
   좌심실 ②

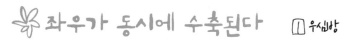

우선 좌우의 심방에
혈액을 모았다가
넓어진다

⇨ 심실로 보내고
수축된다.
넓어진다.

심실이 수축되면서
동맥으로 혈액을
보낸다
수축된다.

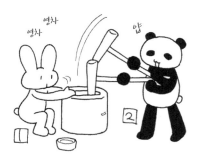
영차
영차
압
②

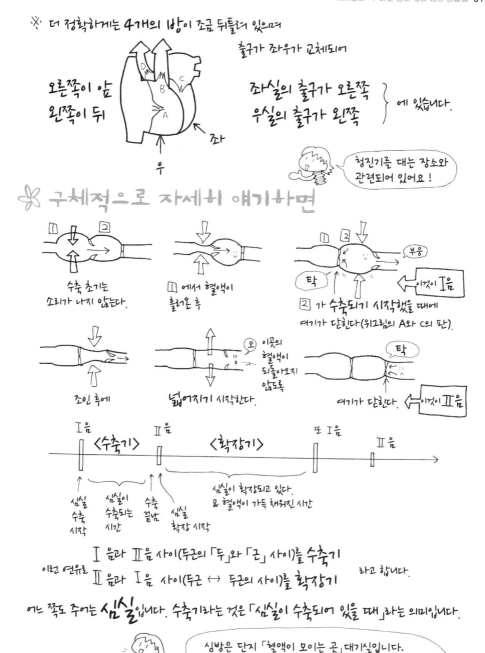

※ 더 정확하게는 4개의 방이 조금 뒤틀려 있으며

출구가 좌우가 교체되어

오른쪽이 앞
왼쪽이 뒤

좌실의 출구가 오른쪽
우실의 출구가 왼쪽 } 에 있습니다.

좌

우

청진기를 대는 장소와
관련되어 있어요 !

❀ 구체적으로 자세히 얘기하면

수축 초기는
소리가 나지 않는다.

① 에서 혈액이
흘러온 후

부웅

탁

이것이 I음

② 가 수축되기 시작했을 때에
여기가 닫힌다(위그림의 A와 C의 판).

조인 후에

넓어지기 시작한다.

오 이곳의
혈액이
되돌아오지
않도록

탁

여기가 닫힌다. ← 이것이 II음

I음   II음   또 I음   II음
|〈수축기〉| 〈확장기〉 | |

심실   심실이   수축   심실
수축   수축되는   끝남   확장 시작
시작   시간

심실이 확장되고 있다.
& 혈액이 가득 채워진 시간

이런 연유로 I음과 II음 사이(두근의 「두」와 「근」 사이)를 수축기
            II음과 I음 사이(두근 ↔ 두근의 사이)를 확장기   라고 합니다.

어느 쪽도 주어는 심실입니다. 수축기라는 것은 「심실이 수축되어 있을 때」라는 의미입니다.

심방은 단지 「혈액이 모이는 곳」대기실입니다.
심실은 「혈액을 대량으로 내보내는 펌프」입니다.
따라서 심실의 역할이 훨씬 중요합니다.

그럼 잡음이란?

정상 흐름이라는 것은 **무음**으로 조용 ~~~~ 히 흐르는 것입니다.

잡음이 난다는 것은 이상한 흐름이 있다는 것.

(판이 헐겁다. / 딱딱해서 잘 열리지 않는다. 좁다. / 떨어져 있다. / 뭔가 이상이 있다.)

(1) 우선은 판의 고장

예를 들어 좌심실이 수축되어 있을 때 (수축기)

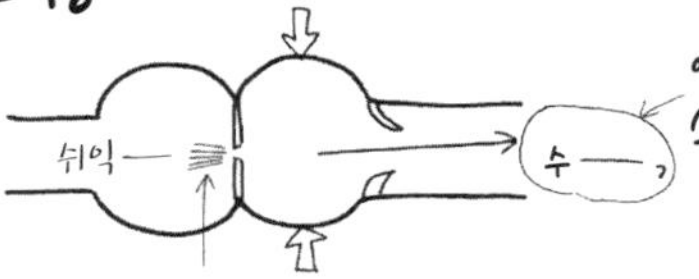
쉬익—
수—

이 흐름은 정상 소리가 나지 않습니다.

새는 소리가 나면 잡음으로 들립니다.

⇨ 승모판의 「닫힘이 나쁘다」는 것이므로 **승모판폐쇄부전**이라고 한다.

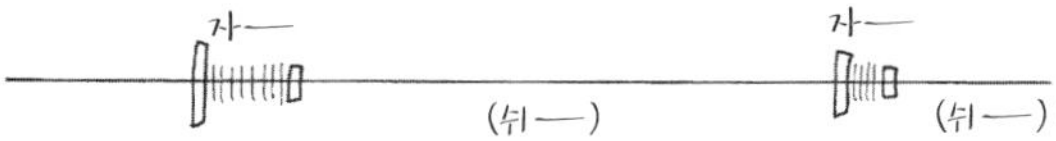
자—
(쉬—)
자—
(쉬—)

하고 들립니다.

하나 더 예를 들어 판이 딱딱해서 좀처럼 열리지 않는다. / 좁은 상태에서도

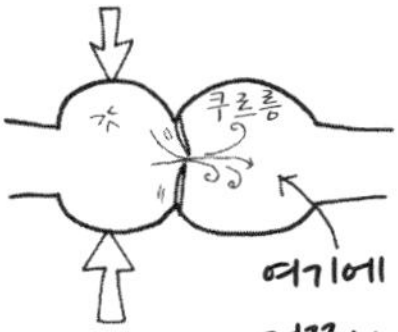
쿠르릉

여기에 난류가 생겨서 걸쭉한 소리가 들립니다.

⇨ 승모판이 「좁아져 있다」는 것이므로 **승모판협착**이라고 한다.

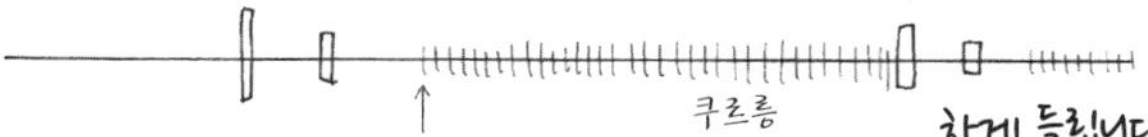
쿠르릉
이 주변에서 판이 겨우 열렸다.

하게 들립니다.

하나 더 예를 들면

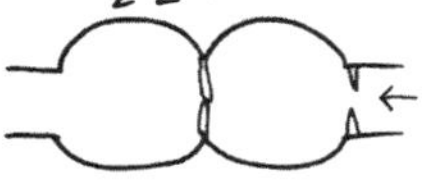

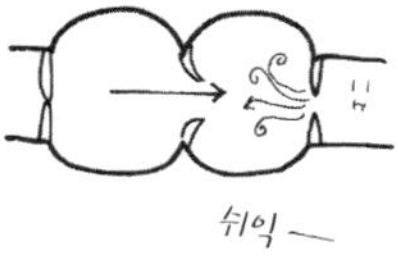
쉬익—

확장기에 역류하여 잡음이 됩니다.

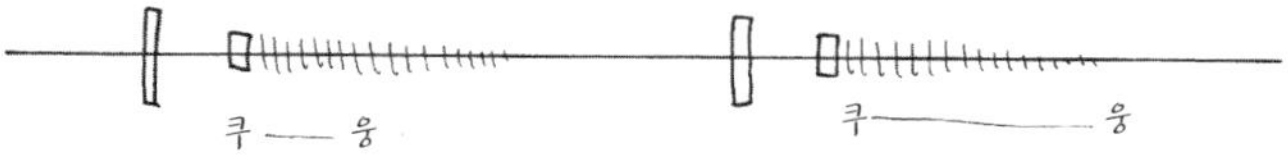
쿠——웅
쿠——웅

하는 느낌

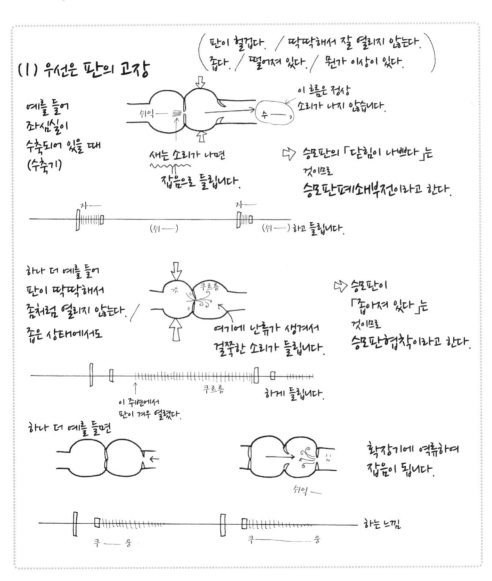

(2) 방의 벽에 구멍이 뚫려 있다.

구멍에서 혈류가 파악-하고 뿜어 나오는
소리가 잡음으로 들립니다.

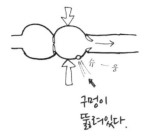

구멍이
뚫려있다.

… 라고 해도 밖으로 뿜어
나오면 죽게 되므로, **실제는**
다른 방으로 구멍이 뚫려 있는
경우가 많다.

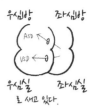

우심방   좌심방

ASD ←→

VSD ←→

우심실   좌심실
로 새고 있다.

(3) 어쨌든 통로에 좁아진 곳이 있다.

좁아지면 소리가 나므로

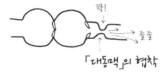

「대동맥」의 협착

출구가 좁아지는 병 등에서도
잡음이 납니다.

좀처럼 없는 병이지만
젊은 사람이 돌연사하는
원인이기도 하다. 건강검진이란 원래
조기예방을 위해서 하는 거지.

이와 같이 여러 가지 패턴에서 여러 가지 잡음이 있지만,
어느 것이나

- 정상 흐름 ⇒ 매우 맑고 깨끗함. 잡음이 전혀 들리지 않는다.

- 좁다
  역류   } etc의 **불규칙한 흐름이 있다.**
  새고 있다   ⇒ **잡음**이 됩니다.

❀ 가슴의 어디에서 어떤 소리가 나는가?

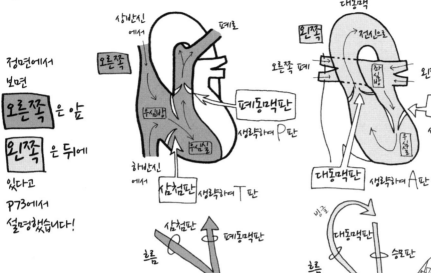

정면에서
보면

오른쪽 은 앞

왼쪽 은 뒤에

있다고
P73에서
설명했습니다!

상반신에서

폐로

오른쪽

우심방

하반신에서

삼첨판 생략하여 T판

우심실

페동맥판
생략하여 P판

대동맥

왼쪽

전신으로

오른쪽 폐

좌심방

왼쪽 폐

승모판

생략하여
M판

좌심실

대동맥판 생략하여 A판

삼첨판   페동맥판

흐름

빙글

대동맥판   승모판

흐름

이 승모는
사교관
(miter)에서

대주교가
쓰고 있다.

❀ 청진기 대는 법(기본).

흐름을 타고 있는 장소
난류가 일어나고 있는 장소 ⎫가

가장 소리가 크게 들린다.
판의 바로 위가 아닌 것이 포인트!!

⇨ 따라서, 각각의 판이
탁탁 닫히는 소리는
이 주변에서
잘 들리게 된다.

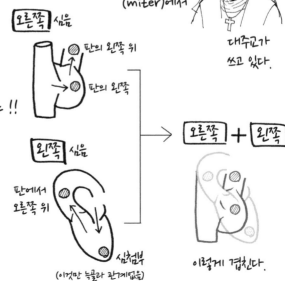

오른쪽 심음

판의 왼쪽 위

판의 왼쪽

왼쪽 심음

판에서
오른쪽 위

심첨부
(이것만 늑골과 관계없음)

오른쪽 + **왼쪽**

이렇게 겹친다.

늑골이
겹치면 이렇게

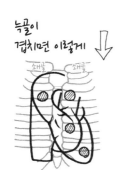

즉 여기 4군데를 들어보면 된다 !!

제2늑간

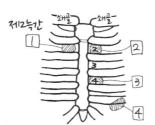

1 제2늑간 흉골 오른쪽 가장자리
2 제2늑간 흉골 왼쪽 가장자리
3 제4늑간 흉골 왼쪽 가장자리
4 심첨부

※·흉골 왼쪽 가장자리 제2늑간
　　sternal Left border ← 인 것을
생략하여 **2LSB** 라고 적습니다.
흉골 오른쪽 가장자리는 RSB

① 우선 이 **4가지 포인트**가 **기본**입니다.

4가지 포인트에 청진기의 이쪽

막형 ⇧ 대개는 이쪽

을 댑니다.

듣는 순서는
아무래도
괜찮습니다.

위에서 순서대로

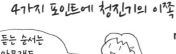

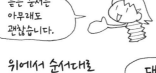

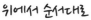

이렇게
듣는 사람도
있지만

대동맥판
으로

왼쪽 가장자리로

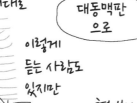

우심계를 듣고
끝

가장 시끄러운
심첨부부터
익숙해진 후에

혈액의 흐름을 타고
이렇게 듣기도 한다.

※ 실제는요.

심장이 있는 장소나 형태가 실은 개인차가 있어서
사람에 따라서 심음이 들리는 장소도 다양합니다.

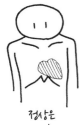

정상은
이 근처

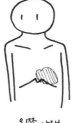

왼쪽 아래

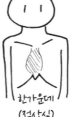

한가운데
(적상심)

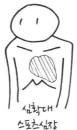

심확대
스포츠심장

교과서대로
있어도
잘 들리지 않는
경우가 있습니다.

이럴때는 ……

(1) 작은 소리를 듣기 전에 **소리가 가장 큰 곳**을 찾아서 귀를 익숙하게 합니다.

(2) 일률적으로 「여기가 최강점」이라고 할 수 없을 때는

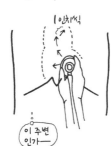

⟹ 조금씩 (1인치 = 2.54cm 씩)
   비껴서 듣고 최강에서 듣는다.
   포인트를 찾습니다. 이것을 **인칭**
                              이라고 합니다.

❀ 청진의 흐름

② 우선 Ⅰ음 · Ⅱ음을 집중해서 듣습니다.

③ 다음에 리듬을 check 합니다.

④ 다음에 잡음이 없는가
   귀를 기울여서 듣습니다.

> 숨을 들이 마시고— 멈추세요.

> 호흡음과는 다릅니다!
> 제대로 구별합시다!

> 건강한 호흡음이 너무 클 때는
> 숨을 멈추게 하면 됩니다.

> 숨을 내쉰 상태에서 멈추면
> 바로 힘들어지므로
> 숨을 들이마신 상태에서 멈춥니다.

⑤ 만일 잡음이 들리면……P74로
   전체적인 흐름은 이런 느낌. 여기에서 하나 하나 check point를
                                    적어 갑니다!

❀ Ⅰ음 · Ⅱ음이란 ?

> 보통 2개의 판은
> 같은 타이밍으로
> 닫힙니다.

Ⅰ음 ⟹ 심방과 심실 사이의 판 2개 { (왼쪽) 승모판 (M) / (오른쪽) 삼첨판 (T) } 이 닫히는 소리

Ⅱ음 ⟹ 심실과 동맥 사이의 판 2개 { (왼쪽) 대동맥판 (A) / (오른쪽) 폐동맥판 (P) } 이 닫히는 소리

⟹ 똑같지 않으면 『 Ⅱ음이 분열하고 있다 』고 합니다.

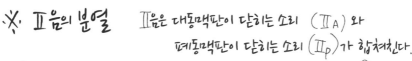

✕ Ⅱ음의 분열

Ⅱ음은 대동맥판이 닫히는 소리 (ⅡA)와
폐동맥판이 닫히는 소리 (Ⅱp)가 합쳐친다.

⟹ ⅡA와 Ⅱp의 타이밍이 어긋나는 경우가 있습니다.

특히 〔 숨을 들이마시고…… 크게 들이마시고 멈추십시오. 〕

라고 하면 **Ⅱ음이 분리되어 들리는** 경우가 흔히 있습니다(특히 젊은 사람).
(두근의 곤) 분열

그럴 때는 〔 숨을 내쉬십시오 . 〕 라고 말하고 내쉬는 사이에도 심음을 듣습니다.

⟹ 분열이 없어질 것입니다.

그래도 7게 ——속 분열이 남으면 이상.

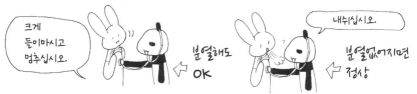

〔 크게
들이마시고
멈추십시오. 〕

분열해도
OK

〔 내쉬십시오. 〕

분열없어지면
정상

✕ I음·Ⅱ음이 터무니없이 클 때 『항진』
이상하게 작을 때 『감약』 이라고 합니다. 그러나 솔직히 좀처럼 없고 &듣기가 어려운
소견이므로, 외우지 않아도 됩니다.

〔 심음박사가
되고 싶은 사람만
외우세요! 〕

🌸 리듬천국

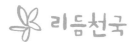

규칙적으로 뛰고 있나? … 라고 생각하며 잘 들어보면,
의외로 리듬이 불규칙합니다.

〔 에, 정말…⁉
부정맥‼? 〕 이라고
초조해하지만

대개는 아닙니다. 호흡에 맞추어 리듬이 조금 변하는 **호흡성 부정맥입니다.**

심장은
숨을 들이마셨을 때에
빠르게 뛴다.

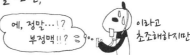

〔 들이마셨다. 〕 들이마셨을 때

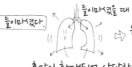

⟹ 음압

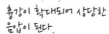

흉강이 확대되어 상당한
음압이 된다.

혈류가
많이 되돌아온다.

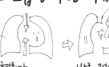

바로 전신으로
내보낸다.

숨을 내쉴 때에 늦게 뛰는 것입니다.
이 교체시에 「맥이 불규칙해지는!!」 것 처럼
느끼는 것입니다.
생리적으로 문제는 없습니다.

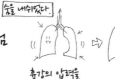

흉강의 압력을
올려서 내쉽니다.
⇨ 음압 정도가
줄어듭니다.

심장으로
되돌아오는
혈액량이
줄어듭니다.

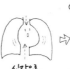

혈액이 굳는 것을
기다리므로
맥이 늦어집니다.

숨을 내쉬었다.

아직이다.

⇨ 그럴 때는…… 숨을 멈추게 하십시오!!

이것으로 리듬이 규칙적이면, 맥은 규칙적인 것입니다(부정맥이 아닙니다).
그러나 리듬이 불규칙하다면 그것은 진짜 부정맥일수도.

(숨을 내쉰 상태에서 숨을 멈추면 힘들어서 10초도 견디지 못하므로 숨을
들이마신 상태에서 멈추게 합니다.)

✿ 어? 리듬이 이상하네?

심박동의 리듬을 제대로 듣기 위해서는 장시간 청진기를 가슴에 대고 있어야 합니다.
하지만 많은 사람을 진찰해야 하는 바쁜 외래에서 그렇게 오래 대고 있을 수가
없습니다.

→ 청진기를 움직이면서
리듬을 카운트하면 됩니다.
시간도 절약됩니다.

두근
두근
박
박 박

심박에
타이밍을 맞춰
움직여!!

2박씩
이동하자.

물론, 어? 리듬이 이상하네? 라고 생각하면

1 차분히 시간을 들여서 듣습니다.

드물게 나타나는
부정맥인 경우도 있고

2 가장 소리가 크게 들리는 곳(대개 심첨부)에서 들으면
쉽게 알 수 있습니다.

3 이상하다고 생각하면
손목 등
말초의 맥을 촉진해 봅니다.

콩콩콩

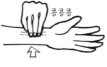

여기에서도 불규칙하면
진짜 이상이 있는
것입니다.

✳ 리듬의 이상이란?

부정맥은 무한히 있습니다.
도저히 전부 기억할 수 없으므로
대표적인 것 (만) 소개하겠습니다.

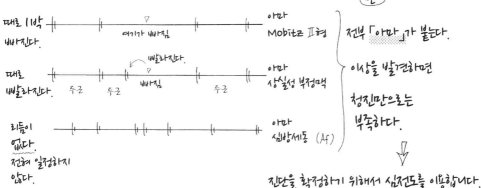

정상 ── 두근 두근 두근 두근

때로 1박 빠진다. ── 여기가 빠짐 ── 아마 Mobitz Ⅱ형

때로 빨라진다. ── 빨라진다. 두근 두근 빠짐 두근 ── 아마 상실성 부정맥

리듬이 없다. 전혀 일정하지 않다. ── 아마 심방세동 (Af)

│ 전부 「아마」가 붙는다.

○ 이상을 발견하면

청진만으로는 부족하다.

⬇

진단을 확정하기 위해서 심전도를 이용합니다.

✳ 만일 잡음이 들리면.

이것을 Check 하자!

🔲 잡음이 가장 큰 장소

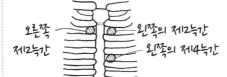

오른쪽 제2늑간   왼쪽의 제2늑간
왼쪽의 제4늑간

막 막 막

앞에서 말한 인칭을 하여
최강점을 찾자!!
그리고 차트에 적자 !!

〜 대략적인 분포 〜

잡음 (있다고 하면) 여기에서 가장 크게 들린다.

대동맥판 의 이상이 있으면 이 근처 (2RSB)
폐동맥판 의 이상이 있으면 이 근처 (2LSB)
삼첨판 의 이상이 있으면 이 근처 (4LSB)
승모판 의 이상이 있으면 이 근처 (심첨부)

2 잡음의 크기   Levine 분류가 있습니다.

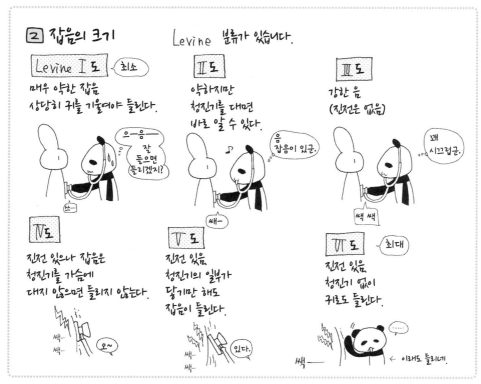

Levine I도 — 최소
매우 약한 잡음
상당히 귀를 기울여야 들린다.

II도
약하지만
청진기를 대면
바로 알 수 있다.

III도
강한 음
(진전은 없음)

IV도
진전 있으나 잡음은
청진기를 가슴에
대지 않으면 들리지 않는다.

V도
진전 있음.
청진기의 일부가
당기만 해도
잡음이 들린다.

VI도 — 최대
진전 있음.
청진기 없이
귀로도 들린다.

3 잡음의 타이밍 · 종류

잡음의 종류는 여러 가지 있습니다. 전부는 도저히 외울 수 없으므로
우선 이 **3가지만** 외웁시다.   잘 들으세요.

(1) 수축기의 잡음 (한가운데만)

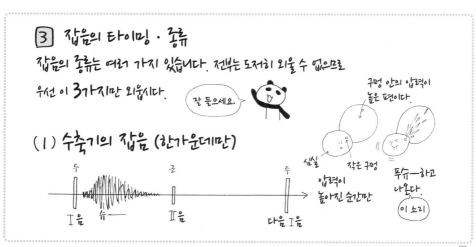

산이 있는 잡음 Ⅰ과 Ⅱ 사이에서 Ⅱ음까지 가지 않는다. ⇨ **구출성 잡음**

합하여 **수축기 구출성 잡음** 이라고 합니다.

심장에 이상이 없어도 언제나 들리는 잡음입니다.

정상인 사람이라도 고유상태시에 들립니다.

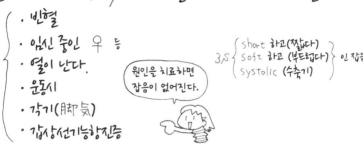

가장 많다.

(1) 보통 젊은 사람, 특히 ♂
(2) 혈류가 증가하고 있다. / 심박수가 올라가는 두근거리는 상태일 때

- 빈혈
- 임신 중인 ♀ 등
- 열이 난다.
- 운동시
- 각기 (脚氣)
- 갑상선기능항진증

원인을 치료하면 잡음이 없어진다.

$$3S \begin{cases} \text{short 하고 (짧다)} \\ \text{Soft 하고 (부드럽다)} \\ \text{Systolic (수축기)} \end{cases} 인 잡음$$

(2) 수축기의 잡음(쭈——욱)

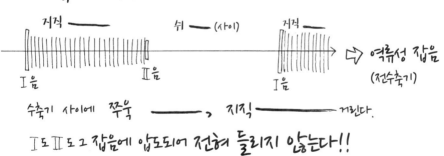

저적 ——   쉬 —— (사이)   저적 ——

⇨ **역류성 잡음**
(전수축기)

Ⅰ음   Ⅱ음   Ⅰ음

수축기 사이에 쭈욱 ———, 지직 ——————— 거린다.

Ⅰ도 Ⅱ도 그 잡음에 압도되어 전혀 들리지 않는다!!

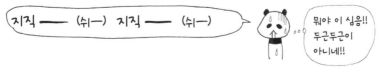

지직 —— (쉬—) 지직 —— (쉬—)

뭐야 이 심음!! 두근두근이 아니네!!

심장이라기보다 라디오의 주파수가 맞지 않은 상태 같다.
잡음에 싹 없어져서 두근두근 하는 소리가 들리지 않고 위축됩니다.

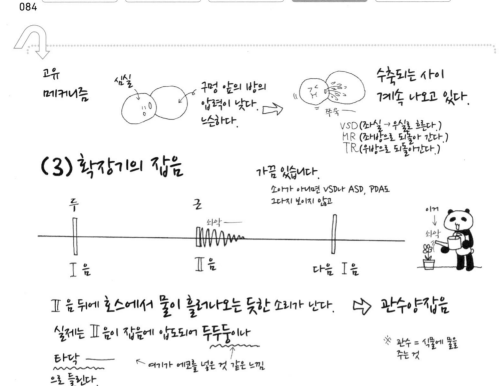

고유
메커니즘

심실

구멍 앞의 방의
압력이 낮다.
느슨하다.

수축되는 사이
계속 나오고 있다.

꾸욱

VSD (좌실 → 우실로 흐른다.)
MR (좌방으로 되돌아 간다.)
TR (우방으로 되돌아간다.)

(3) 확장기의 잡음

가끔 있습니다.
소아가 아니면 VSD나 ASD, PDA도
그다지 보이지 않고

두

크
쇠약

I 음

II 음

다음 I 음

이거
쇠약

II 음 뒤에 호스에서 물이 흘러나오는 듯한 소리가 난다.   ⇨ 관수양잡음

실제는 II 음이 잡음에 압도되어 두두둥이나

※ 관수 = 식물에 물을
주는 것

타닥
으로 들린다.

← 여기가 에코를 넣은 것 같은 느낌

우선 잡음이 수축기인지 확장기인지 알 수 있으면 OK.
아무튼 정상이 아닌 것 같은 잡음을 발견하면

• 심에코에 보낸다.

• 순환기내과로 보낸다.

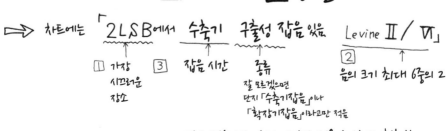

이상, 1 장소   2 소리의 크기   3 종류를 근거로

⇨ 차트에는 「 2LSB에서   수축기   구출성 잡음 있음   Levine II / VI 」

1 가장
시끄러운
장소

3   잡음 시간

종류
잘 모르겠으면
단지 「수축기잡음」이나
「확장기잡음」이라고만 적음

2
음의 크기 최대 6중의 2

라고 적습니다. 우선 이것만 적을 수 있어도 충분 !!

✳ 어떤 잡음이 어떤 병?

여기부터 ~~ad~~vance

잡음의 종류나 장소에서 「승모판폐쇄부전증이다!」라고 진단할 수 있으면
매우 훌륭합니다. 확정 진단은 에코로 하지만,

청진기 하나로 추리할 수 있다면, 홈즈 이상으로 멋집니다.

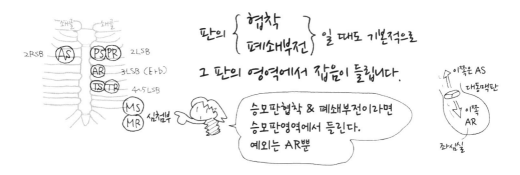

판의 { 협착 / 폐쇄부전 } 일 때도 기본적으로

그 판의 영역에서 잡음이 들립니다.

이쪽은 AS 대동맥판 / 이쪽은 AR

좌심실

승모판협착 & 폐쇄부전이라면
승모판영역에서 들린다.
예외는 AR뿐

그 밖에도 다음과 같은 것이 있지만 참고로 사용하십시오. ↓ 솔직히 외워야 해요.

	I음		II음		포인트
(승모판협착) MS		A	P OS		딱딱해진 승모판이 열리는 소리 (OS=Opening Snap) 그 후 흐름&소음으로 내려 혈류가 좌심실로 들어간다 (확장기 럼블).
(승모판폐쇄부전) MR		A	P		II음이 병적분열하지만 수축기는 계속 지직 소리가 나므로 잘 알 수 없다 (전수축기의 역류성 잡음).
(삼첨판협착) TS		A	P		MS와 유사하지만 MS보다 훨씬 밋밋한 소리 (확장기 럼블)
(삼첨판폐쇄부전) TR		A	P		수축기는 계속 (전수축기의 역류성 잡음)
(대동맥판협착) AS		P	A		수축기 구출성 잡음 II음에서 A와 P가 역전하여 분열하고 있으므로, 숨을 들이마시면 오히려 분열이 줄어든다 (기이성 분열). A가 곧게 닫혀서 늦어진다.
(대동맥판폐쇄부전) AR		A	P		확장기 관수성 잡음 홈즈의 사모아 하는 소리
(폐동맥판협착) PS		A	P		P가 곧게 닫혀서 늦어진다. 따라서 II음의 분열이 확실하다 (병적분열).
(폐동맥판폐쇄부전) PR		A	P		확장기 관수성 잡음
(심방중격결손증) ASD		A	P		수축기 구출성 잡음 II음은 호흡에 상관없이 항상 분열 (고정성분열)
(심실중격결손증) VSD		A	P		수축기는 계속 지직~ (전수축기의 역류성 잡음)
(동맥관개존) PDA		A	P		대동맥에서 정맥계에 션트가 있어서 계속 시끄럽다.
III음		A	P III		심실에 대량의 혈액이 한번에 들어올 때에 나는 소리. 이뿐만 발열이, 갑상선기능항진증인 사람에게 나타난다. 젊은 남자 등 정상인 경우에도 나타난다. (40세이상이라면 이상)
IV음		A	P IV		딱딱해지거나 두꺼워져서 유연성이 없어진 심실에 혈액이 한계를 초과하여 들어갔을 때 나는 소리.

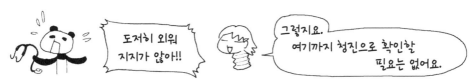

도저히 외워지지가 않아!!

그럴지요.
여기까지 청진으로 확인할
필요는 없어요.

잡음을 발견하면
· 정밀검사 (심에코, 심전도, 신티그래피 등)
· 순환기내과의(전문의)에게 **보내면** 됩니다.

✿ Ⅲ음, Ⅳ음

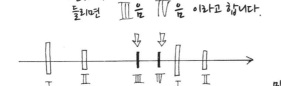

「두 근」 후에 두둥하는 소리가 들리는 수가 있다.

이 근처에서
들리면 Ⅲ음 Ⅳ음 이라고 합니다.

「다닥」「다닥」하고 말이 달리는 듯한
리듬이라서 *gallop rhythm* 이라고 합니다.
분마조율(奔馬調律)

매우 작고 낮은 소리.

솔직히 「소리가 난다」고 생각하고 듣지 않으면 좀처럼 들을 수 없다.

있을 것 같다고
의심되면
이 자세

좌측와위로
심첨부의 소리를
듣습니다.

벨형

벨형으로도 듣자! — 겨우 들리네!!

※ 이 체위에서는
{ Ⅲ·Ⅳ음
  확장기 럼블 } 을 쉽게 들을 수 있다.
낮고 작은 소리이므로
벨형을 추천!

✾ 정리하면

여러 가지 있었지만 이것을 근거로
정상이면 적는 것은 이것뿐입니다.

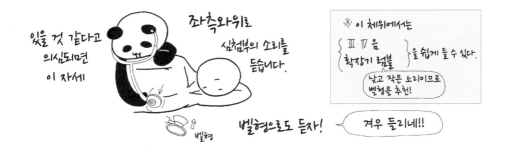

Ⅰ음도 Ⅱ음도 보통(항진도 감약도 없음), Ⅲ음 들리지 않고, Ⅳ음 들리지 않음.

「 $S_1 \rightarrow S_2 \rightarrow S_3 (-), S_4 (-)$

잡음 없음 」 한글로는
no murmur 」 영어로는

가슴일러스트는 이런 식으로
그립니다. 단순합니다.

대개는
영어로 씁니다.

～ 폐 (호흡) ～

❀ 호흡의 차트 소견은 이것뿐

「 **호흡음** : 정상 폐포호흡음, 라셀음 없음 」

이것을 영어로 clear sound   no rale 이라고 적기도 합니다.

요컨대 수우 —— (들이마신다) 하 —— (내쉰다)만 들을 수 있으면 OK입니다.

❀ 실은 장소에 따라서 3종류가 있다

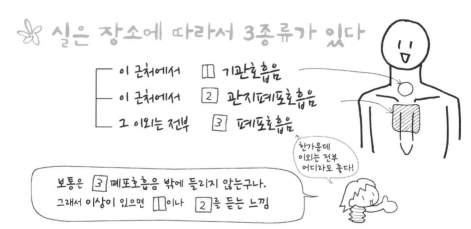

- 이 근처에서 ☐ 기관호흡음
- 이 근처에서 2 관지폐포호흡음
- 그 이외는 전부 3 폐포호흡음

한가운데 이외는 전부 어디라도 좋다!

보통은 3 폐포호흡음 밖에 들리지 않는구나.
그래서 이상이 있으면 ☐이나 2를 듣는 느낌

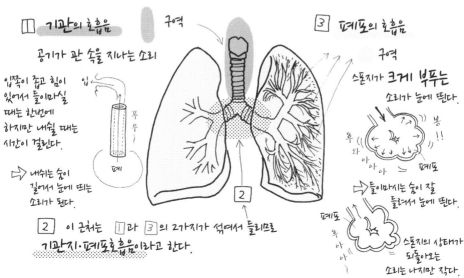

☐ **기관의 호흡음**   구역

공기가 관 속을 지나는 소리

입쪽이 좁고 힘이
있어서 들이마실
때는 한번에
하지만 내쉴 때는
시간이 걸린다.

입
푸우우
폐

➡ 내쉬는 숨이
길어서 눈에 띄는
소리가 된다.

2

2 이 근처는 ☐과 3의 2가지가 섞여서 들리므로
기관지·폐포호흡음이라고 한다.

3 **폐포의 호흡음**

구역

스폰지가 크게 부푸는

소리가 눈에 띈다.

봉!!
후와 아아아 폐포

➡ 들이마시는 숨이 잘
들려서 눈에 띈다.

폐포
후
아
아

스폰지의 상태가
되돌아오는
소리는 나지만 작다.

수 —— (들이마신다) 하 —— (내쉰다)의 2가지 소리가 나지만

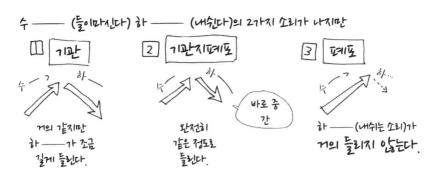

① 기관	② 기관지폐포	③ 폐포
거의 같지만 하 ——가 조금 길게 들린다.	완전히 같은 정도로 들린다. (바로 중간)	하 —— (내쉬는 소리)가 거의 들리지 않는다.

✽ 반드시 좌우에서 듣고 비교 ♡

호흡음의 크기는 사람에 따라서 전혀 다르다!! **개인차가 매우 크다.**

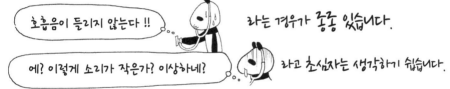

호흡음이 들리지 않는다 !! 라는 경우가 종종 있습니다.

에? 이렇게 소리가 작은가? 이상하네? 라고 초심자는 생각하기 쉽습니다.

잘 들리지 않을 때도, 「이상하네?」라고 생각했을 때도,
반드시 좌우 같은 곳에서 듣고 나서 판단합니다.

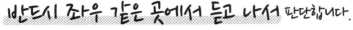

듣는 포인트의 룰은 특별히 없습니다.

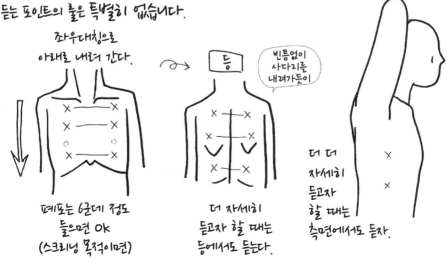

좌우대칭으로
아래로 내려 간다.

등

빈틈없이
사다리를
내려가듯이

폐포는 6군데 정도
들으면 OK
(스크리닝 목적이면)

더 자세히
듣고자 할 때는
등에서도 듣는다.

더 더
자세히
듣고자
할 때는
측면에서도 듣자.

처음에는 **보통 호흡**으로 OK. 그래서 잘 들리지 않으면

천천히 심호흡을
하게 한다.

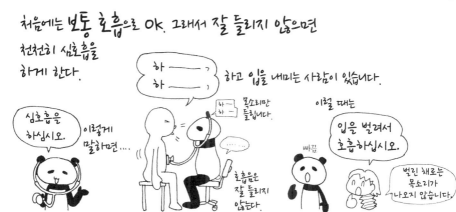

하 ———
하 ———
하고 입을 내미는 사람이 있습니다.

심호흡을
하십시오.
이렇게
말하면....

하 — 목소리만
하 — 들립니다.

호흡음은
잘 들리지
않는다.

이럴 때는

입을 벌려서
호흡하십시오.

빠끔

벌린 채로는
목소리가
나오지 않습니다.

라고 말하면 OK입니다.

그래도
목소리로
숨을 쉬고 있는
사람은
이런 방법도

➡️

음

숨을
멈추십시오.

← 그 동안은 호흡 소리가 나지 않으므로
심음이라도 듣자.

천천히 내쉬고 ———
천천히 들이마시세요.

← 이렇게 듣는다.

🌸 이상이 있으면 어떤 소리가 나는가 ?

정상 호흡음 이외의 소리가 호흡에 맞추어 들린다.

그것이 이상이 있는 것입니다. **4종류**로 나누어집니다.

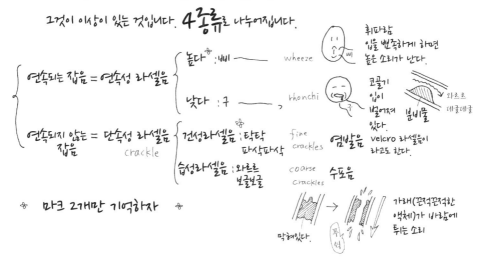

휘파람
입을 뾰족하게 하면
높은 소리가 난다.

연속되는 잡음 = 연속성 라셀음

{ 높다 : 삐 ——— wheeze

낮다 : 구 ——— rhonchi

코골기
입이
벌어져
있다.

와르르
데굴데굴

분비물

연속되지 않는 = 단속성 라셀음
잡음   crackle

{ 건성라셀음 : 탁탁
파삭파삭 fine crackles

습성라셀음 : 와르르
보글보글 coarse crackles

염발음 velcro 라셀음이
라고도 한다.

수포음

✤ **마크 2개만 기억하자** ✤

가래(끈적끈적한
액체)가 바람에
튀는 소리

막혀있다.

푹
턱

연속된다고 해도 쭉 ———————— 욱 소리가 나는 것이 아니라 이런 느낌

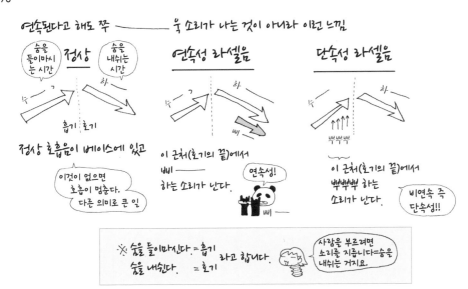

숨을 들이마시는 시간　정상　숨을 내쉬는 시간

연속성 라셀음

단속성 라셀음

흡기　호기

정상 호흡음이 베이스에 있고

이것이 없으면 호흡이 멈춘다. 다른 의미로 큰 일

이 근처(호기의 끝)에서 삐 ———— 하는 소리가 난다.

연속성!

이 근처(호기의 끝)에서 뿌뿌뿌뿌 하는 소리가 난다.

비연속 즉 단속성!!

※ 숨을 들이마신다. = 흡기　라고 합니다.
　 숨을 내쉰다.　 = 호기

사람을 부르려면 소리를 지릅니다=숨을 내쉬는 거지요.

그러나 이것은 외우지 않아도 돼요 ! 임상에서 중요한 것
　　　　　　　　　　　　　　　(빈도가 높은 것) 부터 check합니다 !

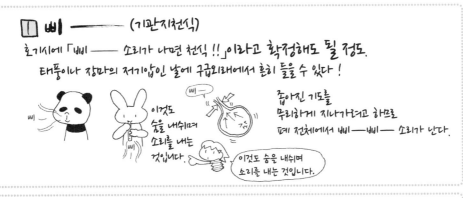

1 삐 ———— (기관지천식)

호기시에 「삐 ———— 소리가 나면 천식!!」이라고 확정해도 될 정도.
태풍이나 장마의 저기압인 날에 구급외래에서 흔히 들을 수 있다 !

삐

이것도 숨을 내쉬며 소리를 내는 것입니다.

삐

좁아진 기도를 무리하게 지나가려고 하므로 폐 전체에서 삐 ——삐 —— 소리가 난다.

이것도 숨을 내쉬며 소리를 내는 것입니다.

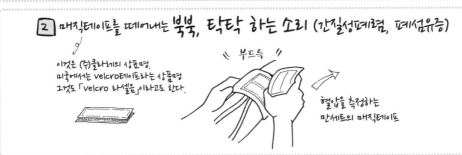

2 매직테이프를 떼어내는 북북, 탁탁 하는 소리 (간질성폐렴, 폐섬유증)

이것은 (주)쿨라레의 상품명.
미국에서는 velcro테이프라는 상품명
그것도 「velcro 라셀음」이라고도 한다

《 부드득 》

혈압을 측정하는 만세트의 매직테이프

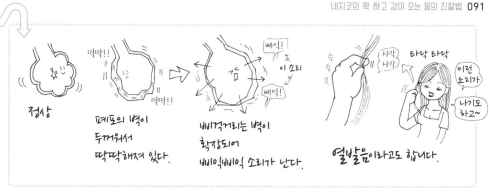

정상

딱딱!!
폐포의 벽이
두꺼워서
딱딱해져 있다.

삐익!
이 소리
삐익!
삐걱거리는 벽이
확장되어
삐익삐익 소리가 난다.

사각 사각
타닥 타닥
이런 소리가
나기도 하고~
열발음이라고도 합니다.

이 2가지 이외는 **흔히 있는 감기에서도 들리는 소리**이므로 그다지
임상적인 의미는 없습니다. 따라서 외우지 않아도 됩니다.

※ +α의 흉막마찰음
이것만 폐의 밖에서 들리는 소리
폐를 둘러싸고 있는 **흉막**에 염증이 있어서
닿을 때 소리가 난다.
 → 폐가 움직일 때마다 북북북=흡기에서도 호기에서도 들린다.

흉막
폐

🌸 가짜 잡음

(1) 옷 스치는 소리 이것이 단연 가장 흔하다.

호흡할 때마다 양복이 움직여서 피부와 스치므로
방해가 됩니다.
 → 옷은 가능한 벗게 한 후에 검사하는 것이 가장 좋습니다.
옷을 벗은 후에도 사각사각하는 소리가 들리면 이것은 진짜일 수도 있습니다.

따라서 초심자라면
환자의 옷을 벗게 하고
차분히 듣는 것이 좋다 !!

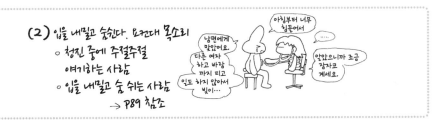

(2) 입을 내밀고 숨쉰다. 요컨대 목소리
- 청진 중에 주절주절 얘기하는 사람
- 입을 내밀고 숨 쉬는 사람
  → P89 참조

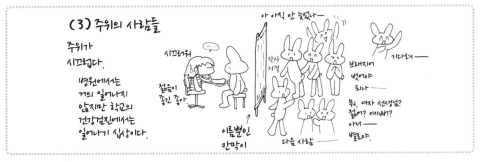

(3) 주위의 사람들

주위가 시끄럽다.

병원에서는 거의 일어나지 않지만 학교의 건강검진에서는 일어나기 십상이다.

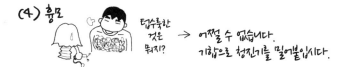

(4) 흉모

텁수룩한 것은 뭐지? → 어쩔 수 없습니다. 기합으로 청진기를 밀어붙입시다.

❋ 차트에는 이렇게 적는다.

정상 폐포호흡음, 라셀음 없음 또는
「no rale」뿐!! 매우 심플한 영어로!!

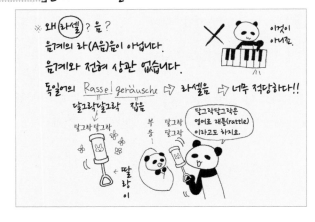

※ 왜 (라셀)? 음?
음계의 라(A음)이 아닙니다.
음계와 전혀 상관 없습니다.
독일어의 Rassel geräusche ⇨ 라셀음 ⇨ 너무 적당하다!!
달그락달그락 잠음

이것이 아니죠.

달그락달그락은 영어로 래틀(rattle)이라고도 하지요.

~유방은 조금만~

유방을 진찰할 때 첫째 포인트는 암이 있는가 없는가. 그것뿐입니다. 솔직히 환자가 아니면 아무래도 좋습니다! 수많은 병 중에서, 암만은 절대로 간과해서는 안됩니다. 하루라도 빨리, 1밀리라도 작은 단계에서 발견해야 합니다. 왜냐하면, 발견시 암의 진행정도에 따라서, 환자의 그 후의 인생이 크게 달라지기 때문입니다. 암 또는 「암 같은」 것을 발견하면, 그 다음은 전력을 다해서 정밀검사를 해야 합니다.

유방의 진찰은 유방암의 조기발견을 위해서 매우 중요합니다. 여의사 및 여자간호사 여러분은 한 달에 1회 정도, 환자가 아니라 오히려 자신의 유방을 조심스럽게 체크합시다. 월경전은 유방이 단단해져 있는 경우가 많으므로, 월경개시 5~10일 후에 검사할 것을 권장합니다. 응어리를 발견하면, 근처의 유선외과의에게 상담합니다!

유방을 진찰한다고 하면 글쎄, **유방암인가, 아닌가.** 정말로 그것만은요. 그 이외는 없어요.

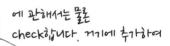

물론 진단을 확정하는 데는 다른 여러 가지 검사 (X선이나 세포검사 등)를 추가해서 합니다!!

✾ 응어리가 있는 경우

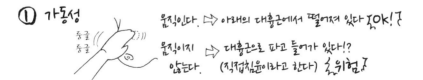

림프절이 부어 있을 때와 같아서
· 크기   · 압통
· 경도
· 표면의 매끈한 정도

응어리

에 관해서는 물론 check합니다. 거기에 추가하여

암인지 암이 아닌지를 이 근처에서 판별합니다!

① 가동성

움직인다. ⟹ 아래의 대흉근에서 떨어져 있다 ♪OK!♪
움직이지 않는다. ⟹ 대흉근으로 파고 들어가 있다!? ♪위험♪
(직접침윤이라고 한다)

② 보조개증상
영어로 dimpling

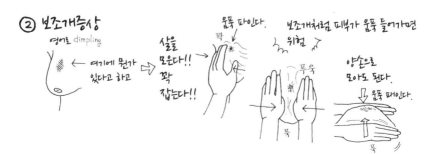

← 여기에 뭔가 있다고 하고

살을 모은다!! 꽉 잡는다!!

움푹 파인다.

보조개처럼 피부가 움푹 들어가면 위험

양손으로 모아도 된다.

움푹 파인다.

③ 분비물이 나오는지의 여부

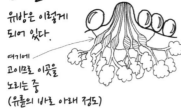

유방은 이렇게
되어 있다.

여기에
고이므로 이곳을
노리는 중
(유륜의 바로 아래 정도)

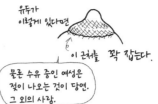

유두가
이렇게 있다면

이 근처를 꼭 잡는다.

물론 수유 중인 여성은
젖이 나오는 것이 당연.
그 외의 사람.

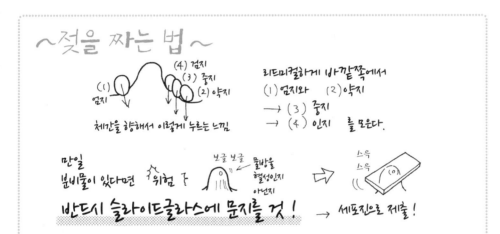

~젖을 짜는 법~

(4) 검지
(3) 중지
(2) 약지
(1) 엄지

체간을 향해서 이렇게 누르는 느낌

리드미컬하게 바깥쪽에서
(1) 엄지와 (2) 약지
→ (3) 중지
→ (4) 인지 를 모은다.

만일
분비물이 있다면 위험

보글 보글 ← 물방울
물방울
혈성인지
아닌지

스윽
스윽

반드시 슬라이드글라스에 묻지를 것!

→ 세포진으로 제출!

❀ 차트에는 이런 식으로 적습니다.

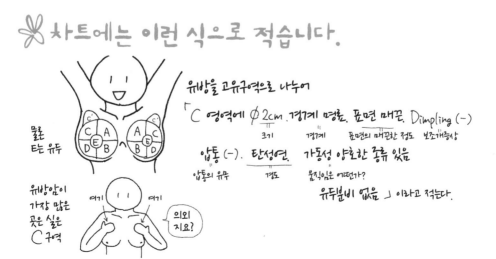

물론
트는 유두

유방암이
가장 많은
곳은 실은
C구역

여기 여기

의외
지요?

유방을 고유구역으로 나누어

「 C 영역에 ⌀2cm. 경계 명료. 표면 매끈. Dimpling (—)
                크기   경계   표면의 매끈한 정도   보조개증상

압통 (—). 탄성연   가동성 양호한 종류 있음
압통의 유무   경도   움직임은 어떤가?

                       유두분비 없음 」이라고 적는다.

✻ 유방암이라면 림프절전이를 검사해야 한다.

유방(유선조직)은
의외로 넓다.

높은 곳에서부터
붙어 있다.

제2~제6늑골까지 있다.

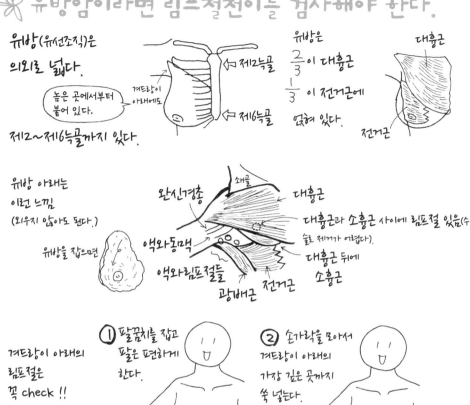

겨드랑이
아래에도

← 제2늑골

← 제6늑골

유방은
$\frac{2}{3}$ 이 대흉근
$\frac{1}{3}$ 이 전거근에
얹혀 있다.

대흉근

전거근

유방 아래는
이런 느낌
(외우지 않아도 된다.)

유방을 잡으면

쇄골
완신경총
대흉근

액와동맥
액와림프절들
광배근   전거근

대흉근과 소흉근 사이에 림프절 있음(수
술로 제거가 어렵다).

대흉근 뒤에
소흉근

겨드랑이 아래의
림프절은
꼭 check !!
이렇게
만져보자 !!

→

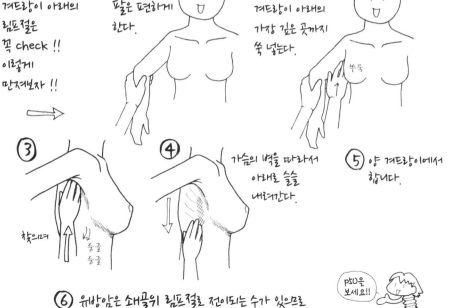

① 팔꿈치를 잡고
팔은 편하게
한다.

② 손가락을 모아서
겨드랑이 아래의
가장 깊은 곳까지
쑥 넣는다.

쑤욱

③

찾으며

둥글
둥글

④

가슴의 벽을 따라서
아래로 슬슬
내려간다.

⑤ 양 겨드랑이에서
합니다.

p80을
보세요!!

⑥ 유방암은 쇄골위 림프절로 전이되는 수가 있으므로
그 쪽도 check하여 만져 보자 ♡ (여유가 있으면 목의 림프도 check)

❋ 응어리가 있는지 없는지를 check

① 유방의 좌우차 check (유두의 높이는 같은가? 형태도 같은가?)
② 유방표면의 피부에 이상하게 울퉁불퉁하거나 쑥 들어간 홈은 없는가? 를 check

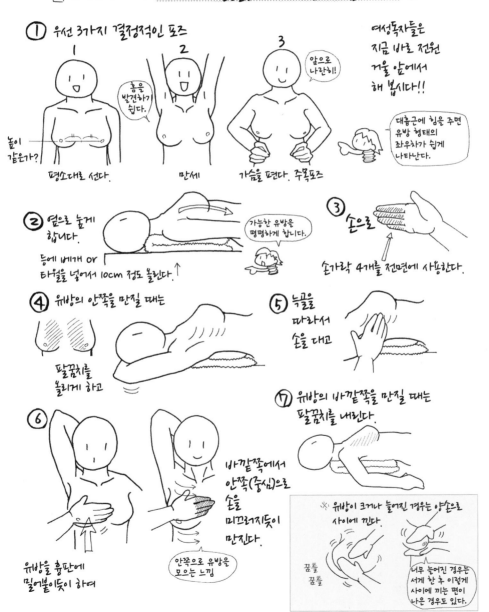

① 우선 3가지 결정적인 포즈

1
높이 같은가?
평소대로 선다.

2
홈을 발견하기 쉽다.
만세

3
앞으로 나란히!!
가슴을 편다. 주목포즈

여성독자들은 지금 바로 전원 거울 앞에서 해 봅시다!!

대흉근에 힘을 주면 유방 형태의 좌우차가 쉽게 나타난다.

② 옆으로 눕게 합니다.
등에 베개 or 타월을 넣어서 10cm 정도 올린다. ↑

가능한 유방을 평평하게 합니다.

③ 손으로
손가락 4개를 전면에 사용한다.

④ 유방의 안쪽을 만질 때는
팔꿈치를 올리게 하고

⑤ 늑골을 따라서 손을 대고

⑦ 유방의 바깥쪽을 만질 때는 팔꿈치를 내린다.

⑥
유방을 흉판에 밀어붙이듯이 하여

바깥쪽에서 안쪽(중심)으로 손을 미끄러지듯이 만진다.

안쪽으로 유방을 모으는 느낌

※ 유방이 크거나 늘어진 경우는 양손으로 사이에 낀다.

꿈틀 꿈틀

너무 늘어진 경우는 세게 한 후 이렇게 사이에 끼는 편이 나은 경우도 있다.

배의
진찰법

왜 인간은 피가 가득 담긴
그저 보자기가 아닌 것일까?
by 카프카

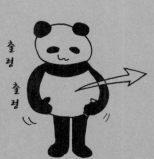

출렁 출렁

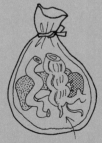

안에 여러 가지 장이나
장기들이 들어 있다.

배의 진찰법

마 음속에 엉큼한 생각을 품고 있다. 저 녀석 속은 알 수가 없다 등등. 옛날부터, 「배」 속에는 알 수 없는 여러 가지로 가득 차 있다고 생각해 왔습니다. 뱃속은 미스테리존입니다. 「왜, 인간은 피가 가득 담긴 그저 보자기가 아닌 것일까?」라고 잘라 말해도 결코 틀리지 않다고 생각합니다. 배라는 보자기 속에는 여러 가지 위나 장, 장기가 가득 차서 서로 칭칭 섞여 있습니다. 그 중, 몸의 외부에서 짐작할 수 있는 것은 복부 주변뿐입니다.

> 복부 : 평탄, 유연함, 압통 (-), 종류 (-), 간 · 비장 · 신 촉지하지 않고, 모두 소리 정상

「쿡쿡 아프다」는 것은 꾀병의 필두로, 외래에 가면 흔하디 흔한 것입니다. 의사는 배의 「시진 상태」에서, 그것이 긴급한지 아닌지를 판단해야 합니다. 갑자기 발증하는 극심한 복통을 일반적으로 「급성복증」이라고 합니다. 이 중에서 바로 치료가 필요한(긴급수술이 필요하다) 병을 간과하지 않는 것이, 배를 진찰하는 가장 중요한 포인트입니다. 예를 들자면, 충수염(일반적으로 말하는 맹장) · 장폐색 · 급성담낭염 · 소화관천공 · 장기파열 등 여러 가지 있습니다. 이 병들은 긴급하여 개복수술을 하거나, 관을 장에 넣는 「대규모치료」가 필요합니다. 그렇지 않으면 결국 어이없이 죽게 됩니다. 다음날 아침까지 기다릴 수가 없습니다.

배를 오픈하는 것은 외과입니다. 외과선생님을 불러 의견을 들을지 말지? 수술을 할지 말지? 집으로 돌려보낼지 말지? 순간적인 판단을 해야 하므로, 배를 만져보고 또 만져봐야 합니다.

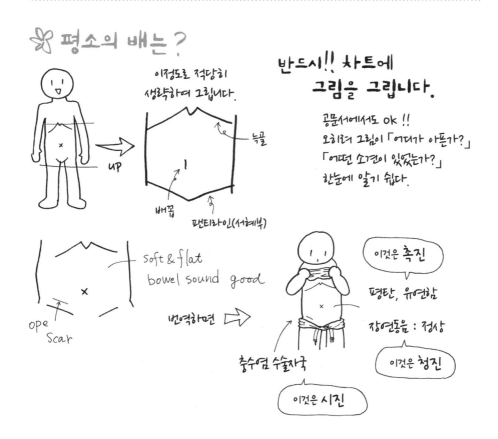

❁ 평소와 다른 배란 ?

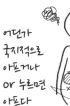

어딘가
국지적으로
아프거나
or 누르면
아프다.

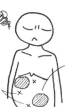

뭔가 튀어 나와
있거나
딱딱한 것이
만져진다.

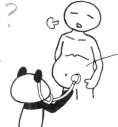

배방배방하다.
(임부 &
비만은 제외)

요컨데
「평소와 다른 배」
이지만

❁ 특히 배는 비교적 순서가 엄격함 —

실제 순서는 기본적으로 아프지 않은 순서. 즉

본다 → 듣는다 → 만진다 …… 비교적 이 순서가 적당

빠뜨리지만 않으면 OK! 라고 P26에 적었습니다.

하지만 배만은 이 순서대로 반드시 따르는 편이 좋습니다.

본다 (시진)
↓
듣는다 (청진)
↓
만진다 (촉진)

메인요리♡ 가장 중요 ♡
배는 얼마든지 만져도 ♡

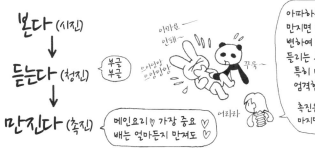

아파하는 배를 꽉
만지면 장의 움직임이
변하여 청진이 잘 안
들리는 수가 있습니다.
특히 배는 순서가
엄격합니다.

촉진은
마지막에 합니다.

❁ 시진

아무리 해도 지나치지 않는다.

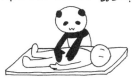

환자의 오른쪽에 서면 보기 쉽다.
사실 어느 쪽에 서도 상관없지만

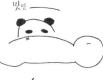

정상은 「평평」즉 flat

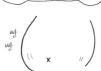

부풀어 있으면
「팽륭」

안에 들어 있는 것을
생각합니다.

물 → 복수
공기 → 장에 구멍이
뚫려 있다.
위험하다!!
혈액 → 복강내출혈
위험하다!!
지방 → 비만
아기 → 임신

같은 것이 들어 있습니다.

실은 가장 중요한 정보는 **수술의 흔적**입니다.

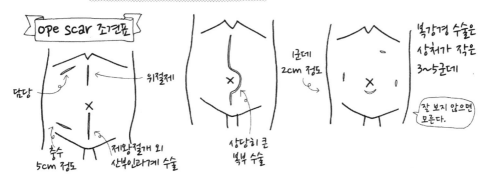

ope scar 조견표

담낭
위절제
충수 5cm 정도
제왕절개 외 산부인과계 수술
상당히 큰 복부 수술
1군데 2cm 정도
복강경 수술은 상처가 작은 3~5군데
잘 보지 않으면 모른다.

⇨ 수술 후에는 배안이 여러 가지로 당기거나 유착되어 **장폐색**을 일으키기 쉽다.

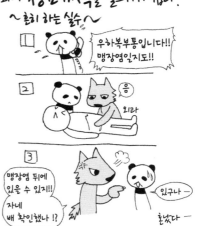

~흔히 하는 실수~

우하복부통입니다!! 맹장염인지도!!

음 이라

맹장염 뒤에 있을 수 있지!! 자네 배 확인했나!?

인구나

혼났다

⇨ 「이미 없는」 장기에 관한 병은 생각하지 않아도 된다.
예를 들어 충수염(맹장염) 수술 후에 일어나는 복통이라면 이제 맹장염은 생각하지 않아도 됩니다.

⇨ 「이전의 병」과 병발하기 쉬운 병을 예상할 수 있다. 위를 절제한 흔적이 있고, 저혈당
～➝ 덤핑증후군이라면? 하고 떠올린다.

따라서, 환자에게 반드시
「수술한 적이 있는가?」를 물어봅니다 ‼

맹장이나 제왕절개 정도는 수술이 아니라고 생각하는 사람도 있으므로 주의. 말로는 「수술한 적이 없다」고 했는데 배를 보면 수술자국이!! 흔히 있는 일입니다. 빼먹지 말고 자신의 눈으로 확인합니다.

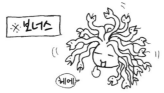

⁂보너스

헤에

메두사는 그리스 신화에 나오는 괴물입니다.
머리카락이 뱀입니다.

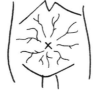

피부 바로 아래의 정맥이 파란 힘줄로 서 있다.
⇨ 간으로 되돌아가는 정맥의 울체 때문에(간경변 등)

메두사의 노장(痃碧頭)이라고 합니다.

✿ 청진

배의 꾸륵꾸륵 하는 소리를
{ 구르음(독일어의 gurren에서)이나
장음이나 **연동음**,
bowel sound } 라고 합니다.

청진기를 밀어붙이지 말고, 부드럽게 그대로 대고 **기다립니다.**

실짝

> 장은 매우 예민하므로
> 작은 자극에도 움직임이
> 둔해집니다.
> 부드럽게 살짝 놓습니다.

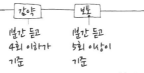

꾸륵꾸륵

구르음은
배꼽 주위에서
가장 잘 들리므로
(소장이 움직이는 소리)

전혀 들리지 않을 때는
배꼽 옆에 청진기를 살짝 대고
그대로 기다립니다.

아무 소리가 들리지 않아도 1분간은 그대로 기다립니다.

아무 소리도 들리지 않는다!!

| 소실 | ← | 감약 | 보통 | → | 항진 | 계속 운다. |

• 우선 청진기가 고장나지 않았는지 or
　제대로 귀에 꽂혀 있는가 check
• 잠시 기다린다.
• 다른 곳도 들어 본다.
• 최저 2분 이상 & 4군데에서 들어보고,
　그래도 들리지 않으면 비로소
　마비성 일레우스를 생각한다. ← 위험

감약: 1분간 듣고 4회 이하가 기준
보통: 1분간 듣고 5회 이상이 기준

항진: 운동회처럼 **쿵쿵쿵** 시끄럽다.

• 설사나 급성장염 등 여러 가지 있지만
• 장폐색만 아니면 괜찮다.
• 일레우스라면, 폐색성 일레우스를
　생각한다.

⇒ 어쨌든 이상하다고 생각하면 영상검사 (뢴트겐이나 CT, 에코)를 합니다.

※ 보너스 1 복부에는 대동맥도 주행하고 있습니다.

◁ **배의 동맥** ▷

① 복강동맥 (검상돌기와 배꼽의 한가운데)
② 상장관막동맥 생략하여 SMA (배꼽 조금 위)
③ 신동맥 (배꼽 조금 아래)

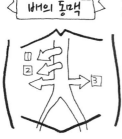

혈관의 장소 (대략적)

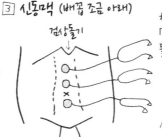

검상돌기

청진기를 대고
「두근두근」이
들리는 것은 보통
(특히 마른 남자)

잡음이
쌔-쌔-하고
들리면 이상
⇒ 만져보자.

동맥이 부풀어서 큰 혹이 될 수가 있습니다.

복부대동맥류입니다.

파열되면 큰 위기입니다. 순식간에 죽는 수도 있습니다.

촉진도 합니다.

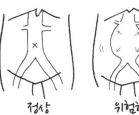

정상   위험해 ——

박동이 촉진된다?

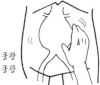

쿵쾅 쿵쾅

3cm까지는 정상

그 이상은 검사합니다.

5cm 이상이면 파열의 위험이 크다 위험

> 수술한 것을 권장

※ 보너스 2

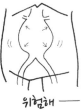

이 주변(심와부)을 두드리면 첨벙첨벙하는 소리가 난다. 「**진수음(振水音)**」이라고 합니다.

배 속에

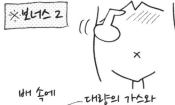

첨벙 첨벙

대량의 가스와

대량의 수분이 ➡ 한방에 들어 있으면

흔들릴 때 첨벙첨벙 하고 소리가 납니다.

~ 진수음 만드는 법 ~

꿀꺽 꿀꺽

탄산수를 벌컥벌컥 마시고

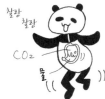

찰랑 찰랑

CO₂

물

점프하면 위의 진수음이 들립니다.

※ 보너스 3 **파동** 파동권!! 승룡권!!

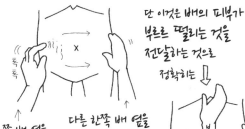

톡 톡

한 쪽 배 옆을 톡톡 두드리고

단 이것은 배의 피부가 부르르 떨리는 것을 전달하는 것으로 정확히는

다른 한쪽 배 옆을 만지며 떨림을 느끼는가?
➡ 느낀다면 복수

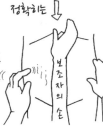

보조자의 손

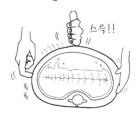

스윽!!

톡 톡

배 표면의 떨림을 멈추게 하는 손이 필요. 손이 부족하므로 보조자의 도움을 받는다.

> 복수는 에코로 알 수 있어서 그다지 하지 않습니다.

✽ 배는 얼마든지 만져도 된다

신중하게 배를 만져야 하는 것은 대개 배가 아플 때입니다.
그 이외의 경우는 ~~적당히 만지면~~ OK입니다. 아, 너무 솔직했나.
가볍게 만지고 check해 둡니다.
가능하면 **환자의 오른쪽**에 서면 만지기가 쉽습니다. 하긴 어느 쪽에서도
상관없지만

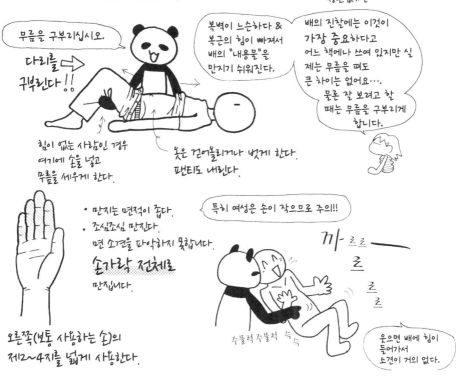

무릎을 구부리십시오.

다리를
구부린다!!

복벽이 느슨하다 &
복근의 힘이 빠져서
배의 "내용물"을
만지기 쉬워진다.

배의 진찰에는 이것이
가장 중요하다고
어느 책에나 쓰여 있지만 실
제는 무릎을 펴도
큰 차이는 없어요….
물론 잘 보려고 할
때는 무릎을 구부리게
합니다.

힘이 없는 사람인 경우
여기에 손을 넣고
무릎을 세우게 한다.

옷은 걷어올리거나 벗게 한다.
팬티도 내린다.

• 만지는 면적이 좁다.
• 조심조심 만진다.
  면 소견을 파악하지 못합니다.
손가락 전체로
만집니다.

특히 여성은 손이 작으므로 주의!!

오른쪽(보통 사용하는 손)의
제2~4지를 넓게 사용한다.

주물럭 주물럭 쑥쑥

웃으면 배에 힘이
들어가서
소견이 거의 없다.

✽ 압통 누르면 아픈 곳을 찾아라!!

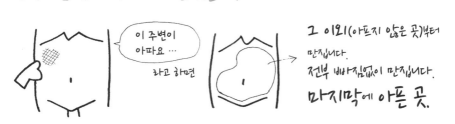

이 주변이
아파요 …

라고 하면

그 이외(아프지 않은 곳)부터
만집니다.
전부 빠짐없이 만집니다.
마지막에 아픈 곳.

배가 아픈 사람은 대개「그렇게 누르면 아파요—!!」라고 합니다. 그러나!!

배가 아프지 않은 사람은 상당한 힘으로 눌러도 전혀 아프지 않습니다.

스스로 자신의 배를 눌러 보자 !!

즉, 온 힘으로 눌러서 아프다 = 「압통 있음」이라고 해도 됩니다.

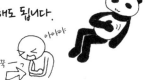

※ 이른바「복통」은 누르면 오히려 통증이 누그러지는 경우가 많다.

※ 여러분은 압통을 경험해 본 적이 그다지 없으리라 생각합니다.

🌸 반동압통(rebound tenderness) 배의 리바운드란?

배에 살찌는 것이 아니에요.

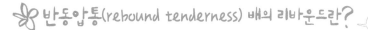

배를 꾹 누른 다음, **손을 뗐을 때** 아픈 것입니다.

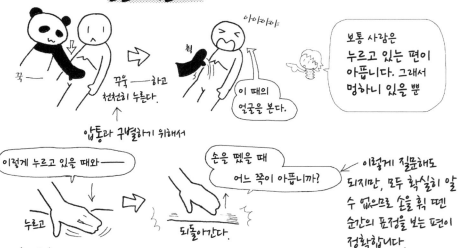

꾹—

꾸욱—하고
천천히 누른다.

이 때의
얼굴을 본다.

보통 사람은
**누르고 있는 편이
아픕니다. 그래서
멍하니 있을 뿐**

압통과 구별하기 위해서

이렇게 누르고 있을 때와—

누르고

되돌아간다.

손을 뗐을 때
어느 쪽이 아픕니까?

이렇게 질문해도
되지만, 모두 확실히 알
수 없으므로 손을 휙 뗀
순간의 표정을 보는 편이
정확합니다.

「손을 뗐을 때 아프다」라는 의미를 잘 모르겠지요.

보통 사람은 멍하니 있습니다.

하지만 병이 있는 사람들은 손을 <u>뗴면 아프거나</u>, 오히려 <u>뗐을 때가</u>

<u>더 아픕니다!!</u> 이것을 [한글] 반동통(반동압통) 있음 이라고 합니다.

[영어] rebound tenderness (+) 생략하여 리바운드 있음

영어로 말하는 것이 쉬워서
흔히 사용한다.

복막자극증상 중의 하나입니다.

❋ 그럼 복막자극증상이란 무엇인가?

감작스럽지만 배 속은 이런 느낌으로 되어 있습니다.
배를 단지 주머니라고 생각하면.... ↓ 무지 엉성한 이미지의 그림

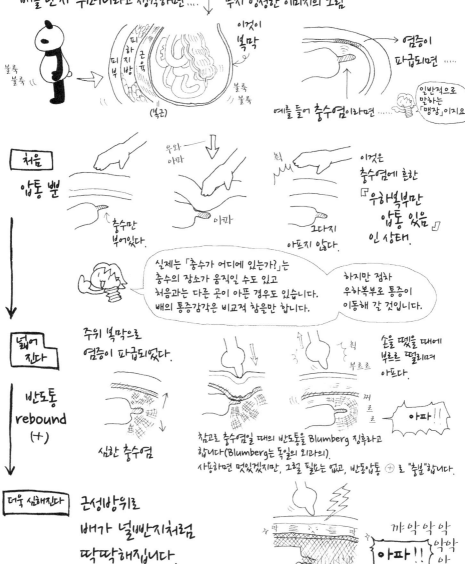

이것이
복막

→ 염증이
파급되면 ......

일반적으로
말하는
「맹장」이지요.

피부 피하지방 근육

(복근)

불룩
불룩

불룩
불룩

예를 들어 **충수염**이라면 ......

처음
압통 뿐

충수만
부어있다.

우와
아파 ↓

아파

획

그다지
아프지 않다.

이것은
충수염에 흔한
『우하복부만
압통 있음』
인 상태.

실제는 「충수가 어디에 있는가?」는
충수의 장소가 움직일 수도 있고
처음과는 다른 곳이 아픈 경우도 있습니다.
배의 통증감각은 비교적 참을 만 합니다.

하지만 점차
우하복부로 통증이
이동해 갈 겁니다.

**넓어
진다**

주위 복막으로
염증이 파급되었다.

**반도통
rebound
(+)**

심한 충수염

획
부르르

손을 뗐을 때에
부르르 떨리며
아프다.

찌
즈
즈

아파!!

참고로 충수염일 때의 반도통을 Blumberg 징후라고
합니다(Blumberg는 독일의 외과의).
사용하면 멋있겠지만, 그럴 필요는 없고, 반동압통 ⊕ 로 "충분"합니다.

더욱 심해진다 근성방위로
배가 널빤지처럼
딱딱해집니다.

팍

팍

꺄악악악
악악
악

아파!!

✿ 근성방어는 위험하다.

복통이 더욱 심해지면 이제 조금 만지는 것도 아픈 상태.

자극으로부터 배 속을 지킨다 & 견디기 위해서 복근이 **딱딱**해집니다.

이것을 일반적으로 「배가 딱딱하다」라고 합니다. 즉, 수술을 해야 합니다.

> 「복근에 힘이 잔뜩 들어간」 상태를 「배가 딱딱하다」라고 한다
> (정말 근육이 딱딱해진 것은 아닙니다).

「배가 딱딱하다」라는 말은 이와 같이 사용합니다.

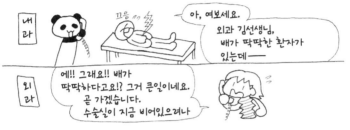

내
과

끄응...

아, 여보세요.
외과 김선생님,
배가 딱딱한 환자가
있는데——

외
과

에!! 그래요!! 배가
딱딱하다고요!? 그거 큰일이네요.
곧 가겠습니다.
수술실이 지금 비어있으려나

「배가 딱딱하다」라는 것은!? ⇨ 이제 염증이 배 전체에 퍼져서

범발성 ↙ 복막염이 되어 있는 상태.

⇨ **긴급수술을 하지 않으면** ‼ 이라는 「말」입니다.

따라서 무심코 「배가 딱딱하다」라고 말해버리면 ……

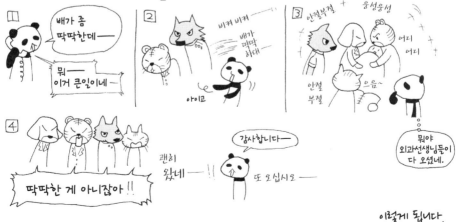

1️⃣
배가 좀
딱딱한데——

뭐
이거 큰일이네——

2️⃣
비켜 비켜
배가 딱딱
하대

아이고

3️⃣ 안절부절 ＋ 웅성웅성

어디
어디
＋

안절
부절

응음~

4️⃣

딱딱한 게 아니잖아 ‼

괜히
왔네——

감사합니다——

또 오십시오——

뭐야
외과선생님들이
다 오셨네.

이렇게 됩니다.

이 「배가 딱딱하다」는 것을 전문용어로 {

(한국어) **근성방위**

(영어) muscular defence
생략하여 muscular

(프랑스어) défense musculaire
생략하여 défense

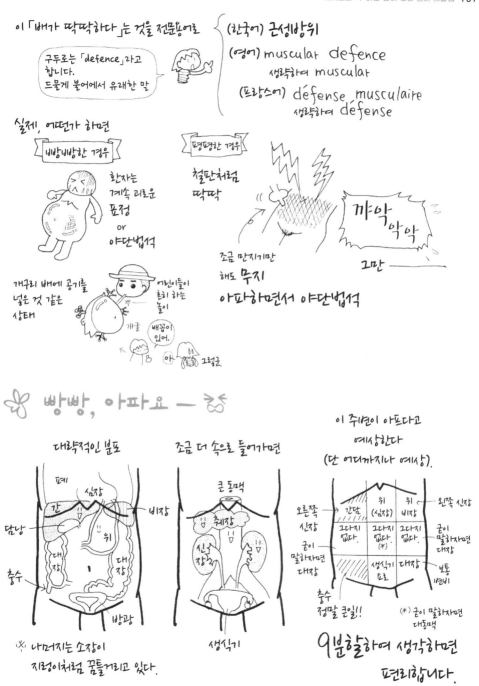

실제, 어떤가 하면

빵빵한 경우

환자는
계속 괴로운
표정
or
야단법석

개구리 배에 공기를
넣은 것 같은
상태

평평한 경우

철판처럼
딱딱

까악
악악

그만 ─

조금 만지기만
해도 **무지**
아파하면서 야단법석

어린이들이
흔히 하는
놀이

개굴 배꼽이
있어.
아 그렇군.

✿ **빵빵, 아파요 ─** ⚓

대략적인 분포

폐
심장
간
담낭
위
비장
대장
충수
대장
방광

※ 나머지는 소장이
지렁이처럼 꿈틀거리고 있다.

조금 더 속으로 들어가면

큰 동맥
췌장
신장
성식기

이 주변이 아프다고
예상한다
(단 어디까지나 예상).

오른쪽 신장	간담	위(심장)	위 비장	왼쪽 신장
굳이 말하자면 대장	그다지 없다.	그다지 없다(*).	그다지 없다.	굳이 말하자면 대장
충수 정말 큰일!!		성식기 요로	대장	보통 변비

(*) 굳이 말하자면
대동맥

9분할하여 생각하면
편리합니다.

❀ 유명한 압통

충수염일 때에 아파진다. 우선 이것만 암기해 두세요.

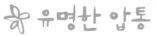

탁탁 여기에 닿는 배뼈와 (상전장골극) 배꼽을 연결하여 ⅓인 곳

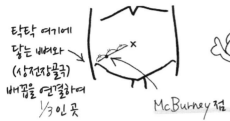

McBurney점

충수염(일반적으로 말하는 맹장)은 매우 중요 & 여러 가지 발견방법이 있으므로, 나중에 많이 소개하겠습니다. p114로 GO! ⟶

❀ 간장 만지는 법

우선 타진으로 두드려서 위치를 확인.

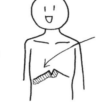

간 은 여기에 있습니다.
오른쪽 늑골에서 1횡지 정도까지는 얼굴을 봐도 정상

① 미리 타진해 두면 쉽게 알 수 있습니다.

간이 있는 곳은 탁탁 탁음

간이 끝나면 둥둥 고음(鼓音)이 된다.

톡톡

② 손의 움직임 법

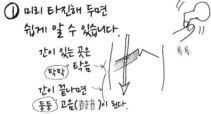

만지작

늑골의 바로 아래에 없는다.

간의 가장 하연은 타진하고 주위 3~5cm 정도 아래도 OK

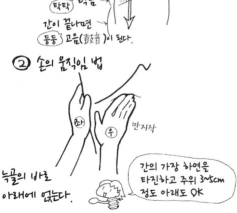

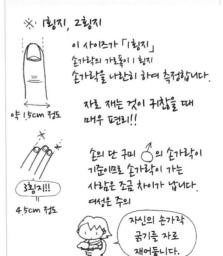

※ 1횡지, 2횡지

이 사이즈가 「1횡지」
손가락의 가로폭이 1횡지
손가락을 나란히 하여 측정합니다.

약 1.5cm 정도

자로 재는 것이 귀찮을 때 매우 편리!!

3횡지!!

4.5cm 정도

손의 단 구미 의 손가락이 기준이므로 손가락이 가는 사람은 조금 차이가 납니다. 여성은 주의

자신의 손가락 굵기를 자로 재어둡니다.

③ 「숨을 크게 들이마시세요.」

입으로 크게 숨을 들이마시면 → 폐가 부풀고 → 횡격막이 내려갑니다. 그러면
→ (횡격막에 붙어 있는) 간장이 천천히 내려옵니다.

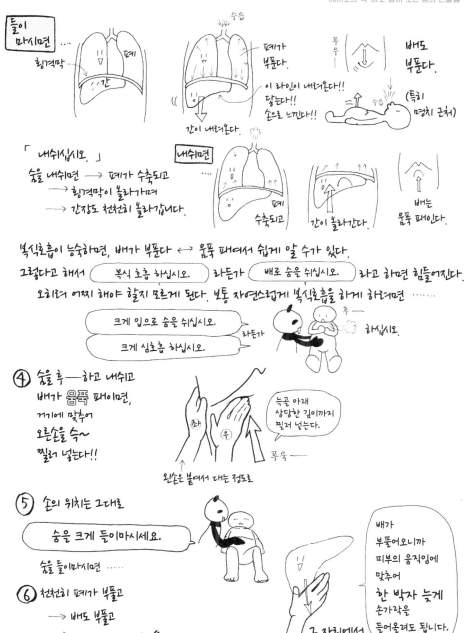

들이 마시면 …

횡격막   폐

간

수음

폐가 부푼다.

이 라인이 내려온다!!
닿는다!!
손으로 느낀다!!

간이 내려온다.

푸우

배도 부푼다.

수음

(특히 명치 근처)

「 내쉬십시오. 」

숨을 내쉬면 → 폐가 수축되고
→ 횡격막이 올라가며
→ 간장도 천천히 올라갑니다.

내쉬면

폐 수축되고

간이 올라간다.

배는 움푹 패인다.

복식호흡이 능숙하면, 배가 부푼다 ↔ 움푹 패여서 쉽게 알 수가 있다.

그렇다고 해서 (복식 호흡 하십시오.) 라든가 (배로 숨을 쉬십시오.) 라고 하면 힘들어진다.

오히려 어찌 해야 할지 모르게 된다. 보통 자연스럽게 복식호흡을 하게 하려면 ……

(크게 입으로 숨을 쉬십시오.)

(크게 심호흡 하십시오.) 라든가 하십시오.

후 —

④ 숨을 후—하고 내쉬고
배가 움푹 패이면,
거기에 맞추어
오른손을 쑥~
찔러 넣는다!!

좌   우

늑골 아래 상당한 깊이까지 찔러 넣는다.

푸욱 —

왼손은 붙여서 대는 정도로

⑤ 손의 위치는 그대로
(숨을 크게 들이마시세요.)

숨을 들이마시면 ……

⑥ 천천히 폐가 부풀고
→ 배도 부풀고
→ 간이 천천히 내려온다.

그 자리에서 기다리자

배가 부풀어오니까 피부의 움직임에 맞추어 한 박자 늦게 손가락을 들어올려도 됩니다.

⑦ 부드러운 실질장기가
천천히 내려오는
느낌을 잡아라!!

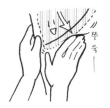

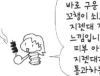

간장은
바로 구운 지렛대
꼬챙이 쇠고기의
지렛대 같은
느낌입니다.
피부 아래를
지렛대가
통과하는 느낌

⑧ 이래도 아무 것도 만져지지 않으면
오른손으로 누르는 장소를 조금 더 위 ↑↑ 로 하고, 또 10번 해보자!

⑨ 만일 간이 만져지면 늑골 라인을 따라서
한가운데도 만져보자(검상돌기 아래).

간계륵연이면
간의 좌엽이 커지므로
이 주변에서 잘 만져진다.

❀ 차트에는 이렇게 적는다.

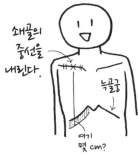

쇄골의
중선을
내린다.

늑골궁

여기
몇 cm?

촉진으로 알게 된 간의 위치는 이렇게 적습니다
늑골의 가장 아래부터 몇 cm 정도 나와 있는가? 가 포인트

「간장: 우계륵부에 ◎cm 촉지」라든가

「늑골하 ○횡지 촉지」라든가

「간이 ◎cm 만져진다」라고 적는다.

아, 맞아 맞아.

「간 : 촉지하지 않아도」정상입니다.

우계륵부의 바로 아래에
간의 하연이 있어서,
보통호흡에서 거의의 사람은 간장이 만져지지 않는다. 간장이 만져지는 것은 나머지 3할뿐.

※ 계륵부란?
⟹ 늑골궁 아래의
이 주변
오른쪽   ✕   왼쪽

간장이 「존재하지 않는」 경우는 있을 수 없으므로
「간이 만져지지 않는다」 = 간이 그다지 부어있지
않아서 크지도 딱딱하지도 않다.
즉 아마 정상일 것이라는 얘기입니다.

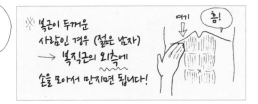

※ 복근이 두꺼운
사람인 경우 (젊은 남자)
⟹ 복직근의 외측에
손을 모아서 만지면 됩니다!

여기   흠!

❀ 간장이 만져지면 이 주변을 check!

(1) 간의 맨 끝이 날카로운지의 여부

(2) 간이 딱딱한지 부드러운지

(3) 포면이 매끈매끈? 울퉁불퉁?

(4) 압통이 있는지? 없는지?

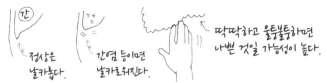

정상		이상
「변연: 예리」	⟷	「변연 둥글다」
「경도: 부드럽다」	⟷	「탄성경」「딱딱하다」
「포면: 평면」	⟷	「포면: 울퉁불퉁」
「압통 없음」	⟷	「압통 있음」

정상은
날카롭다.

간염 등이면
날카로워진다.

딱딱하고 울퉁불퉁하면
나쁜 것일 가능성이 높다.

❀ Murphy 징후　미국의 머피선생님이 발견한 징후이다.

담낭에 뭔가 있으면 이것을 했을 때에
담낭도 함께 내려와서

아파!! 합니다. 그 자리에서 숨을 쉴 때도

⟹ Murphy 징후 라고 합니다.

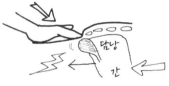

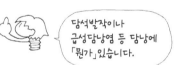

담낭
간

담석발작이나
급성담낭염 등 담낭에
「뭔가」있습니다.

❀ 비장도 만집니까?

정상이라면 만져지지 않습니다. 지금부터 소개하는 방법으로 만일 만져지면, 상당히!!
커져 있는 비종(脾腫)입니다.

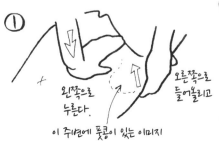

①
왼쪽으로
누른다.

오른쪽으로
들어올리고

이 주변에 풋콩이 있는 이미지

② 간장과 마찬가지로 심호흡

숨을 들이마시고 ──
　내쉬고 ── ← 여기에서 누른다.
또 들이마시고 ── ← 이 타이밍에서
　　　　　　　　　뭔가 닿는다?
　　　　　　　　　안에서 내려온다?

③ 안에서 "뭔가"가 내려오는 것을
전력을 다해 느끼자.

④ 신장을 기한다면
오른쪽을 아래로 하여
①② 를 합니다.

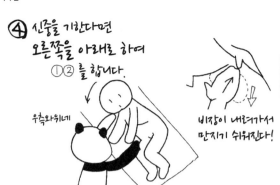

우측와위네

비장이 내려가서
만져지기 쉬워진다!

비종이 되었다 해도 상당히 커지지
않았으면 만져지지 않는다.
→ 따라서 「만져지지 않는다」고 해서
「비종이 아니다」라고는 할 수 없다!!
그러므로 정상. 검사로서의 가치가 낮아서
그다지 하지 않는 수기입니다.
최근에는 에코나 CT로
간단히 비장이 발견되고…

�֍ 신장은 이런 느낌의 포즈!!

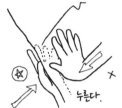

누른다.

간이나 비장과 마찬가지로
숨을 들이마시고
→ 내쉬고
→ 또 들이마시고
↑ 여기에서
내려오는 것을 check

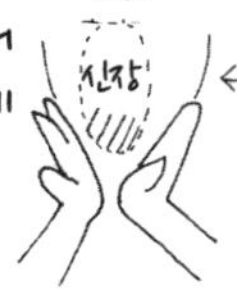

비뇨

손의 형태
이렇게

신장

← 신장의
하반분만
만지는 느낌

평평하게 편 양손으로
잡는다.

말라서 배의 근육이 부드러운 여성이라면,
만져지는 경우도 있습니다.
보통은 만져지지 않습니다!!

오히려 제대로 만져진다면
조금 이상합니다.
검사에 맡기는 편이 난다.

최근에는 에코나 CT로 간단히
간·신장·비장의 상태를
볼 수 있게 되어서
이 주변의 수기는
그다지 하지 않게 되었습니다.

✖ 신장은 어디에 있나?

등의 여기

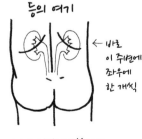

← 바로
이 주변에
좌우에
한 개씩

여기에 신장이 있습니다.

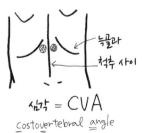

← 늑골과
척추 사이

심각 = CVA
costovertebral angle

따라서 ✖ 의 등 쪽의 손은

CVA에 닿도록

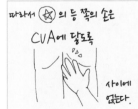

사이에
넣는다.

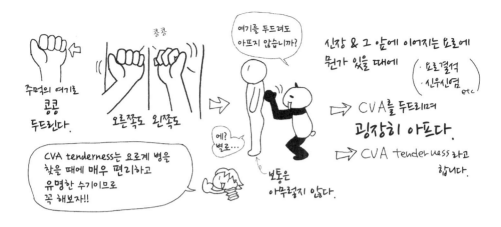

주먹의 여기로
콩콩
두드린다.

콩콩

오른쪽도 왼쪽도

여기를 두드려도
아프지 않습니까?

에?
별로…

보통은
아무렇지 않다.

CVA tenderness는 요로계 병을
찾을 때에 매우 편리하고
유명한 수기이므로
꼭 해보자!!

신장 & 그 앞에 이어지는 요로에
뭔가 있을 때에
· 요로결석
· 신우신염
etc

⇨ CVA를 두드리면
굉장히 아프다.

⇨ CVA tenderness 라고
합니다.

✿ 정리하면

만지기 전에 여러 가지 생각을 해도 소용없습니다.

◦ 배는 **얼마든지 만져도 된다.** 만져지지 않는 것은 논외입니다.
어쨌든 만져봅시다.

◦ 만져보고, 이상하다고 생각하면, ⎰ 복부 X선 (와위) ⎱ 등 영상검사에 맡깁니다.
  CT
  에코

◦ **긴급수술이 필요한가의 여부**를 생각합니다.

이상을 근거로 혼신의 힘으로 정상소견을 차트에 적습니다.

simple하게
그림으로 그리고

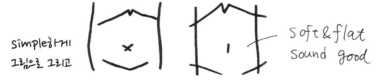

soft & flat
sound good

특별부록 ~ 충수염의 대특집! ~

✤ 충수염이란 무엇인가?

이른바 「맹장」을 말합니다. 「맹장」이라는 병명은 정확하게는 잘못된 것입니다.

(옛날에는 맹장 주변이 썩은 상태로 발견되어 그 병명이 붙여진 것입니다)

썩는 것은 충수입니다. 기본적으로 우하복부에 있습니다.

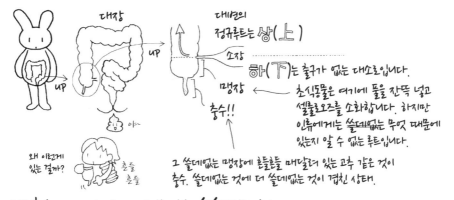

대장

대변의 정규루트는 상(上)

UP

소장

하(下)는 출구가 없는 대소로입니다.

맹장

초식동물은 여기에 풀을 잔뜩 넣고 셀룰로오즈를 소화합니다. 하지만 인류에게는 쓸데없는 무엇 때문에 있는지 알 수 없는 루트입니다.

충수!!

UP

UP

왜 이렇게 있는 걸까?

흔들 흔들

그 쓸데없는 맹장에 흔들흔들 매달려 있는 고추 같은 것이 충수. 쓸데없는 것에 더 쓸데없는 것이 겹친 상태.

왜 충수가 어느 날 갑자기 썩는가는 수수께끼입니다.

수박씨가 막혀서 썩는다거나 여러 가지 속설이 있지만, 전혀 근거가 없습니다.

✤ 어째서 충수염만 특별취급하는가?   편애 아닌가?

충수염 (영어로 Appendicitis, 생략하여 아페) 은 간단히 치료하는 병 / 간단히 할 수 있는 수술의 대명사처럼 생각되지만, 그렇지 않습니다. 왜냐하면,

① 죽을 수 있기 때문에

② 충수염의 진단이 실은 굉장히 어렵기 때문에.

현대는 에코나 CT 등 여러 가지 영상검사가 있지만 그래도 충수염을 발견하기는 쉽지 않습니다. 그렇기 때문에 신체소견이 중요한 것입니다. 충수염은 매우 중요한 병으로, 옛날부터 특별한 진찰방법이 많이 있었습니다. 여기에 정리하여 소개하겠습니다!

❀ 요즘도 「맹장」으로 죽는다고요? 정말요?

죽습니다. 지금도 얕보고 덤볐다가는 절대로 안됩니다!!
갑작스런 복통인 경우는 반드시(아무리 갑새게 보여도, 아무리 장소가 훌륭해도)
한번은 충수염을 의심하고 볼 것 !!

> 아무리 바빠도 충수염과
> 임신은 잊지 말 것 !!

❀ 흔히 있는 충수염의 경과

전형적인 충수염은
우선 명치
(심와부)가 아프다.

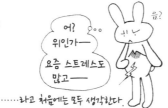

어? ㅇ... 위인가 —
요즘 스트레스도 많고 —

......라고 처음에는 모두 생각한다.

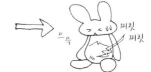

점점 우하복부에
통증이 집중된다.

찌릿
찌릿

그런데 !!

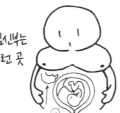

임신부는
이런 곳

소아는 이런 곳에 충수가
있을 수도
있구나 —
무서워!!

에코나 조영 CT로도 모르는 수가 있습니다. 그래도 신체소견만을 믿고 수술을 단행하는 경우가
많습니다. 그래서 신체소견이 매우 중요!!

❀ 충수에서 볼 수 있는 유명한 소견은 이것 !!

📖 매우 유명한 압통 앞에서도 적었다.

탁탁 여기에
닿는 배꼽와
(상전장골극)
배꼽을 연결하여
1/3인 곳

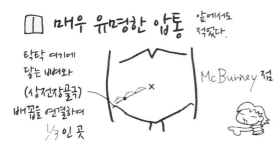

McBurney 점

> 「충수염의 압통 장소」는
> 여러 가지 교과서에 실려 있습니다.
> 발견한 사람은 모두 자신의 이름을
> 붙이지요. 하지만 솔직히 외우기가
> 힘들어요. 체계마다 다르고, 솔직히
> 거의 「우하복부의 압통」이 많지요?
> McBurney점만 기억합시다.

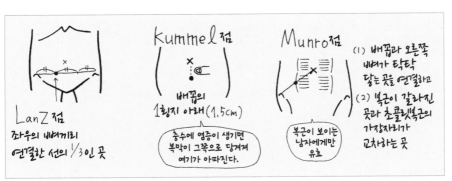

LanZ점
좌우의 배뼈끼리
연결한 선의 1/3인 곳

Kummel점
배꼽의
1횡지 아래(1.5cm)

충수에 염증이 생기면
복막이 그쪽으로 당겨져
여기가 아파진다.

Munro점
복근이 보이는
남자에게만
유효

(1) 배꼽과 오른쪽
배뼈가 탁탁
닿는 곳을 연결하고

(2) 복근이 갈라진
곳과 초콜릿복근의
가장자리가
교차하는 곳

2 Rosenstein 징후

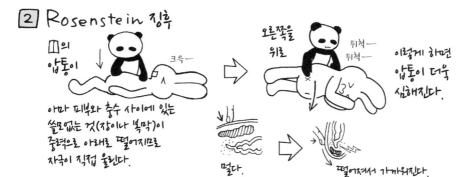

①의
압통이

크윽—

아파 피부와 충수 사이에 있는
쓸모없는 것(장이나 복막)이
중력으로 아래로 떨어지므로
자극이 직접 울린다.

오른쪽을
위로

뒤척
뒤척

이렇게 하면
압통이 더욱
심해진다.

떨다.

떨어져서 가까워진다.

3 Markle test

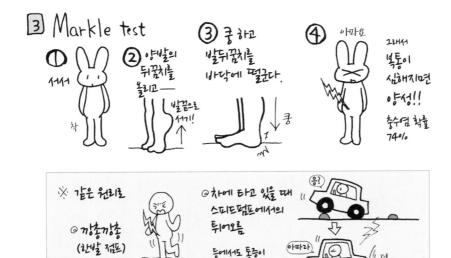

① 서서

착

② 양발의
뒤꿈치를
올리고

발끝으로
서기!!

③ 쿵 하고
발뒤꿈치를
바닥에 떨군다.

쿵

④ 아파요

그래서
복통이
심해지면
양성!!

충수염 확률
74%

※ 같은 원리로

@깡총깡총
(한발 점프)

@차에 타고 있을 때
스피드범프에서의
튀어오름

등에서도 통증이
UP됩니다.

응!

아파라

덜컹

① ~ ③ 까지 check하여 양성이면 충수염이라고 반쯤은 확신하고

채혈 & 에코 & 조영CT에 맡기면 됩니다. 외과에도 전화합니다!!
이제부터는 옵션입니다. 검사를 할 수 없는 특수환경(외딴섬·배위·비행기·전쟁터·
화재구역·일인진료소 등)에서 도움이 되는 테크닉입니다!

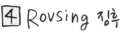 **4 Rovsing 징후**

왼쪽을 누르면 왜인지 오른쪽 아랫배가 아파진다.

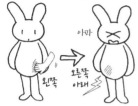

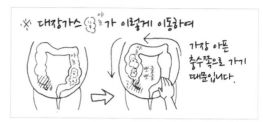

※ 대장가스가 이렇게 이동하여

가장 아픈
충수쪽으로 가기
때문입니다.

5 직장진 충수가 뒤쪽을 돌아서, 직장의 바로 옆에
쏙 들어가 있는 경우가 있습니다.

소아에게
흔히 있다.

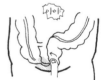

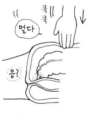

그러면 위에서
배를 눌러도
그다지 통증이
확실하지
않지만...

직장진으로
항문 속의
오른쪽을 누르면
아파!! 하는
경우가 있습니다.
(9시 방향의 압통)

직장진의
방법에 관한
설명은
이 다음에
하겠습니다—

소아의 복통에서 아무래도 확신하지 않을 때에 권장합니다.
단 직장진은 환자가 귀가한 후 인터넷으로
「맹장으로 직장진을 했는데 보통 하는 것입니까? 변태의사는 아닌가요?」
같은 특찹 질문을 할 정도로, 환자에게는 저항감이 드는 &
우리들 의사로서도 까다로운 수기입니다. 제대로 설명한 후에 실시합니다.

6 장요근 징후　**장요근을 움직이면 아프다.**

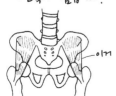

이 근육의 이름입니다.

이거

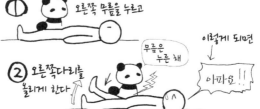

① 오른쪽 무릎을 누르고

② 오른쪽 다리를
올리게 한다

무릎은
누른 채

이렇게 되면
아파요!!

「충수염의」
염증이
근육까지
생긴 것인가!?
라고 생각한다.

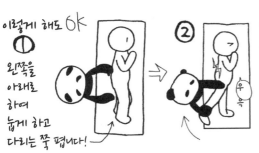

이렇게 해도 OK

왼쪽을
아래로
하여
눕게 하고
다리는 쭉 폅니다!

쭉 뻗은 오른쪽 다리를
등쪽으로 휘익 뒤로 젖힌다.

교과서에는 실려 있지만
솔직히 한 적이 없어요 —ㅐㅐ
CT에 맡길게요. CT!!

⑦ 폐쇄근 징후

이것도 근육의 이름

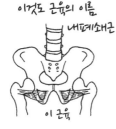

내폐쇄근

이 근육

① 무릎을 세워서 잡는다.

역시
오른쪽 다리

발뒤꿈치를
잡는다.

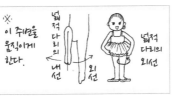

※
이 주변을
움직이게
한다.

넓적다리의 내선

넓적다리의 외선

내선 외선

② 무릎은 안쪽으로
발목은 바깥쪽으로
비틀면 ……

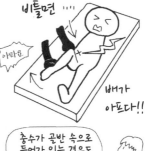

아파요

배가
아프다!!

충수가 골반 속으로
들어가 있는 경우도
있습니다.

✿ 충수염 간단?

일찍 발견되면 항생제 내복으로 치료되거나
(이것을 일반적으로 「맹장을
가라앉힌다」라고 합니다)
수술을 해도 이 정도의
수술흔적으로 끝납니다.

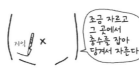

조금 자르고
그 곳에서
충수를 잡아
당겨서 자른다.

늦어져서 범발성 복막염

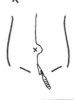

상태가 된 후에
발견하면
쭉 잘라야 합니다.

발견이 더 늦어지면
몸 전체에 배균이 돌아서 자칫하면
수술해도 죽는 수가 있습니다.
따라서 조금이라도 빨리
발견하는 것이 중요합니다!!

특히 어린이·임부·초비만이면
• 충수의 위치가 보통과 다르다.
• 증상을 알기 어렵다.   •진행이 빠르다.
• 검사를 하기 어렵다.
• 수술도 하기 어렵다.   etc 의
요소가 겹쳐서 증증화되는 경우가 많습니다.

~직장진찰~ 즉 항문의 진찰법

모두 오래 기다리셨습니다!!

기다리지 않았거든요

업계용어로 digital rectal examination (직장손가락검사)라고도 합니다.

(손가락을 항문에 넣는다고 해서)

✤ 항문 치료 너무 창피해요 ······

아니, 진찰받는 분은 상당히 싫겠지요. 진찰하는 것도 하루 종일 지치지만.

이 갭은 좀처럼 메꿔지지가 않습니다. 뭐라고 설명할 수도 없지만.

아무튼 의료자는 「환자가 이 치료를 매우 창피해한다」는

사실을 잊지 말기를 ♡

"머뭇" "머뭇"

아 힘들어.

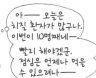

아—— 오늘은
치질 환자가 많구나.
이번이 10명째네——
빨리 해야겠군.
점심은 언제나 먹은
수 있으려나——

그렇게 생각해도
태도에 나타나면 안됩니다.
덤덤하게

✤ 어째서 거기를 봐야 합니까?

목적은 3가지!!

(1) 항문 자체의 병

    (치질 · 대장암 · 폴립 등)

← 이것은 그대로. 실은 알기 쉽다.

(2) 항문 근처의 병

    (질 · 자궁 · 전립선 · 충수 등)

← 항문 자체에는 아무 이상도 없으므로 환자는
「에!? 왜 이 검사를 해야 합니까!?」라고
오해하기 쉽다. 잘 설명할 것.

(3) 오히려 대변검사를 한다.

(변의 색이 특이한 병, 장중적 · 소화관출혈 등)

← 그 자리에서 「대변을 봐라!!」고 해도 무리입니다. 나올 리가 없지요.
항문에 손가락을 넣으면 대변이 조금이라도 묻어나오므로 그것을 check하는 것이 빠릅니다.

✤ 기본은 이 포즈

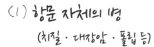

보통 진찰대나 침대에서 항문을 진찰할 때에 가장 편리한 포즈입니다.

즉 가장 흔히 있는 시츄에이션.

좌측와위
다른 이름은
심스체위
왼쪽을 아래로 하고
눕는 것

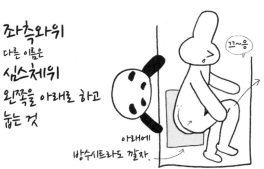

끄~응

아래에
방수시트라도 깔자.

위의 다리(오른쪽다리)를 세게 구부리면
위의 항문근육이 → 이쪽으로 당겨져서
항문을 쉽게 볼 수 있습니다.

『네지코의 비밀수기
1st Lesson』에서 한
관장과 같습니다.

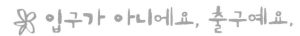

❋ 입구가 아니에요, 출구예요.

① 1회용 장갑을
  낍니다.

척~척

청결장갑은
필요 없음!!
대변은 균투성이니까

※ 오른손(or 사용하는 손)만으로도 충분합니다.

② 엉덩이 근육을
  벌리고
  잘 봅니다.

꾹
쩌억!!

③ 검지를

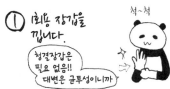

이 포즈

중지가
길지만
검지의
사용이
편합니다.

④ 윤활제인
  리도카인(키시로카인®)젤리를
  진찰할 손의
  검지에 바른다.

쪼윽~

⑤

입으로 숨을 쉬십시오.

크게 숨을 쉬면
횡격막이 크게
up down되어
배가 많이
나왔다가
들어갔다 합니다.
(복식호흡)
→ 배와 항문 근육의
  힘이 빠집니다.

⑥ 「손가락을 넣습니다 ──」라고 말한 후에
  넣습니다.

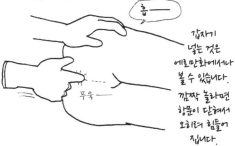

흠──

푸욱──

갑자기
넣는 것은
에로만화에서나
볼 수 있습니다.
깜짝 놀라면
항문이 닫혀서
오히려 힘들어
집니다.

⑦ 처음 2~3cm는
  좁습니다. (항문관)

쿡쿡
끄~응

⑧ 그 이상 속으로 들어가면
  넓어집니다. ⇨ 직장으로 들어갔다!!

⑨ <u>우선 한번에</u> 손가락을 끝까지 전부 넣고 나서

빙글 한번 돌려서 무엇이 있는가 check

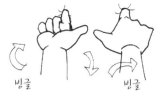

빙글   빙글

⑩ 손가락이 닿는 범위에서 { · 협착 · 응어리 } 가 있는가를 check !

솔직히 말해서 **암인지 아닌지를 체크하는 것입니다.** 치진은 간과할 리 없지만,

설사 놓쳤다해도 인생이 변할 정도는 아니니까요. 조심스럽게 정성을 다해 찾습니다!!

⑪ 다음에 **12시 방향을** ♂♀ 모두 check합니다.

↖전방이네요. ♂라면 음낭 방향, ♀라면 질 방향

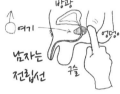

방광   자궁

여기   영덩이   방광   질   영덩이

남자는   고슬   여자는   장 너머에서

전립선   자궁경부가   만져집니다.

어느 쪽이나 정상이면 부드럽다.

딱딱한 바위 같은 것이

만져지면   위험   암일수도.

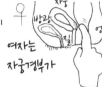

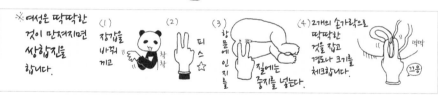

※여성은 딱딱한 것이 만져지면 **쌍합진을** 합니다.

(1) 장갑을 바꿔 끼고 착착

(2) 피스☆

(3) 항문에 인지를 질에는 중지를 넣는다.

(4) 2개의 손가락으로 딱딱한 것을 잡고 경도나 크기를 체크합니다. 딱딱 (끄응)

⑫ 천천히 빼면서

「응어리」나 이상한 것이

없는가 check합니다.

「우선 속까지 한번에 넣는다.」

「관찰이나 처치는 빼면서 한다.」는 것이

장에 관을 넣는 기본입니다.

손가락이든 내시경이든 무엇이든 말입니다.

⑬ 손가락에 묻은 **대변을 잊지 말고** 관찰합니다.

끈적끈적~

· 매우 신선한 피 →바로 근처에서 출혈하고 있다(혈액 · 직장암 etc)

· 검붉은 대변 → 대장 정도에서 출혈하고 있다(근처. 대장 정도).

· 새까만 대변 → 위 & 십이지장 등

상당히 위쪽에서 출혈하고 있다(상부소화관출혈).

끝.

❋ 참고로 해부는 이런 것

항문은 (의) 항문괄약근이므로 스스로 꽉 조일 수 있다. 힘을 꽉 주면 좁아진다.

직장은 (내) 항문괄약근이므로 스스로 조일 수 없다. 넓다.

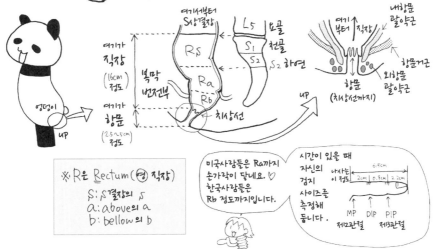

※ R은 Rectum (영 직장)

S : S결장의 S
a : above의 a
b : bellow의 b

미국사람들은 Ra까지
손가락이 닿네요. ♡
한국사람들은
Rb 정도까지입니다.

시간이 있을 때
자신의
검지
사이즈를
측정해
둡니다.

- 복막보다 위가 Ra, 복막보다 아래가 Rb 측
- Ra는 복강   속 } 이 됩니다. → 수술방법이 다르다!!
  Rb "   밖
- 즉 Rb와 Ra의 어느 쪽에 암이 있는지에 따라서 수술방법이 전혀 다르다.
- 하지만 장의 내측에서 복막은 알 수 없습니다. 당연히 손가락을 넣어도 알 수 없습니다.
- 뭔가 있다면 어차피 대장내시경을 넣어서 check해야 합니다.
- 뭔가 발견되면

   『치상선에서   ○cm 의
    ● 시 방향에 ×× 있음』

   이라고 차트에 적습니다.

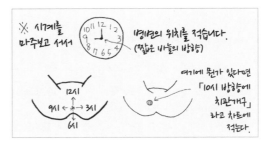

※ 시계를
마주보고 서서

병변의 위치를 적습니다.
(짧은 바늘의 방향)

여기에 뭔가 있다면
「10시 방향에
치핵개구」
라고 차트에
적는다.

❀ 여러 가지 체위 ♡ 더 자세히 보고자 할 때에 권장

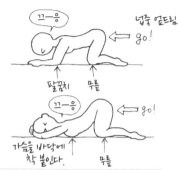

① **슬주위**(膝肘位) ------ 팔꿈치와 무릎을
바닥에 붙인 포즈

끄—응 / 넙죽 엎드림 go!

팔꿈치 / 무릎

슬흉위(膝胸位) ------ 무릎과 가슴을
바닥에 붙인 포즈

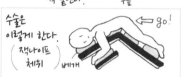

끄—응 / go!

가슴을 바닥에 / 무릎
착 붙인다.

어느 쪽도 항문 & 직장을 보기 쉬운 체위

항문경을 넣고
안을 차분히 봅니다.

수술은
이렇게 한다.
(잭나이프
체위) / 베개 / go!

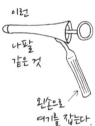

이런

나팔
같은 것

왼손으로
여기를 잡는다.

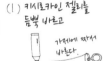

(1) 키시로카인 젤리를
듬뿍 바르고
가제에 싸서
바른다

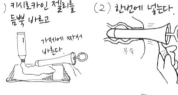

(2) 한번에 넣는다.
푸욱

(3) 속의 심을 빼고
쏙
본다.

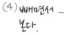

(4) 빼면서
본다.
쏙쏙
으~윽

(5) 작은 돌기가
있으면
뽕 하고
나타난다.

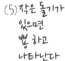

뽕 / 오

② ~~정상위~~ **쇄석위**(碎石位)

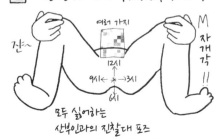

잔~ / M자 개각 !!

여러 가지
12시
9시 ← → 3시
6시

모두 싫어하는
산부인과의 진찰대 포즈

절석위(切石位)나 절석위(截石位)라고도
하지만 전부 같은 포즈를 말한다.
전립선이나 질·자궁이 가장 잘 보인다.

※ 진찰대가 없으면
① 책상다리를
하고 앉게
한 다음
② 발바닥을
양손으로 잡고
③ 구르듯이

생식기는 이 자세가 관찰하기 쉬워서
산부인과 & 비뇨기과에서는 이 자세를
취하는 경우가 많습니다. 단 진찰대가 필수!!

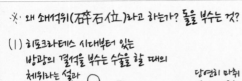

✻ 왜 쇄석위(碎石位)라고 하는가? 돌을 부수는 것?

(1) 히포크라테스 시대부터 있는
방광의 결석을 부수는 수술을 할 때의
체위라는 설과

옛날에는 　　　고환
여기를 자르고
방광 속의
돌을 꺼냈다. 　항문

조금이라도 작게 자른 후에
(특히 ♂는 전립선이 있어서 별로 자르지 못한다)
겸자를 넣어서 방광 속의 돌을 부수고
꺼내는 것이다.

당연히 마취 같은 것이
없어서 이렇게 묶고
수술을 했다.

여기부터 Cut!

(2) 좁고 가는 탄광에서 돌을 부술 때의
자세와 비슷하기 때문이라는
2가지 설이 있습니다.

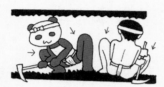

야마모토 사쿠베이 선생님의
그림을 보면 확실히 이런 포즈로
석탄을 캐는 남성이 많네요.

❀ 전립선은 이렇게 만지자.

기합을 넣고 전립선을 볼 때는 **쇄석위**가 가장 좋습니다.

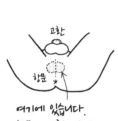

고환

항문

여기에 있습니다.
항문과 고환 사이.
「회음부」라고 합니다.
통칭 : 아리노토와타리(蟻の戸渡り)
일본어로 회음(会陰)(음부와 항문 사이)을
아리노토와타리라고 함.

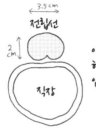

← 3.5 cm →
전립선

2
cm

직장

이런
형태
입니다.

한가운데가
오목합니다.

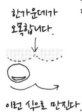

이런 식으로 만진다.

2.5cm
까지는
정상

길이 약 5cm

따라서 검지의 길이가
7.5cm인 사람은
전부 만질 수 있습니다.
6.5cm 밖에 안되는
네지로는 전부 만질 수가 없습니다.

정상

표면이 매끈매끈하고
부드럽다!

전립선암

이라,

돌처럼 딱딱하고
표면이 볼록히

전립선 비대

((　　)) 부우우우

↓

한가운데에 오목한 곳이 없다.
탄성경
(지우개 정도의 단단함)

~ 손발은 부종만 본다 ~

사지는 부종만 보일 때 우선 일반적인 내과 진찰만으로 충분합니다.

✽ 부종이란?

「종(腫)」이라는 한자가 붙어 있으면 암이나 종기일 가능성이 크다.
하지만 그렇지 않습니다. 단지 심한 부종일 수도 있습니다. 영어로 edema라고도 합니다.
붓는다고 하면 다리를 말합니다. 보통 사람이라도 서있는 작업을 한 밤에는 조금 붓습니다.

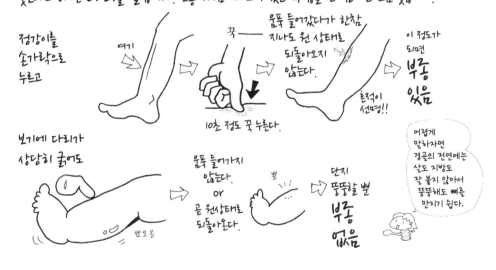

크크크

정강이를
손가락으로
누르고

여기

꾹 ―― 움푹 들어갔다가 한참
지나도 원 상태로
되돌아오지
않는다.

10초 정도 꾹 누른다.

이 정도가
되면
부종
있음

흔적이
선명!!

보기에 다리가
상당히 굵어도

움푹 들어가지
않는다.
or
곧 원상태로
되돌아온다.

뿅

단지
뚱뚱할 뿐
부종
없음

뿌오옹

어렵게
말하자면
경골의 전연에는
산도 지방도
잘 붙지 않아서
뚱뚱해도 뼈를
만지기 쉽다.

✽ 그 밖에도 물론 …

손발에는 { · 신경
· 근
· 관절 } 등 여러 가지를 볼 수 있지만   솔직히 더   기재할 공간이 없어서
Part Ⅱ로 이어집니다 !!
『팍 하고 감이 오는 뇌와 신경의 진찰법♪』을 보기를 !!
꼭 나와요 !!

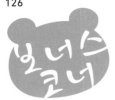 ~ 네지코의 간단한 일러스트 강좌 2 ~

차트의 일러스트는
이렇게 그린다.

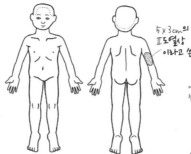

5 손발을 그리려고
할 때는 이렇게 →

성가시므로
스탬프를 사용할 것을
권장

5×3cm의
II도열상
이라고 쓴다.

어느 것으로
할까?

외래에는
이런 도장이
많이 있습니다.

보너스 6 코

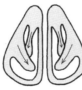

← 코 속에는
3개의
주름이
나와 있다.

정면에서 보면
이렇게
교차되어 있다.

코를 보는 데는 **비경**
귀를 보는 데는 **이경** }을
사용합니다. 자세한 방법은

D 네지코의 비밀수기
2nd Lesson D
코·귀의 구급의 장으로 Go!!

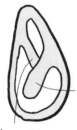

가장 큰
하비갑개가
맨 앞에 있고

알레르기성
비염이면 여기가
부어오른다.

속에 작은
중비갑개가
늘어져 있다.

※ 상비갑개는
육안으로 거의
보이지 않습니다.

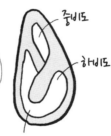

중비도

하비도

이쪽이 공기가
지나는 공간

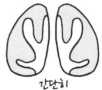

간단히
그리면 이렇게

7 귀

고막의 일러스트는
이런 식으로
그립니다.

오른쪽 귀

왼쪽 귀

흰 낟알(망치골이라고 한다)이
여기에 투명하게 보인다.

마지막
조언

이렇게
목에 →
감으면

직접 피부에 닿는 부분의
튜브가 유지분으로
경화되어 갈라져 버립니다.

여기

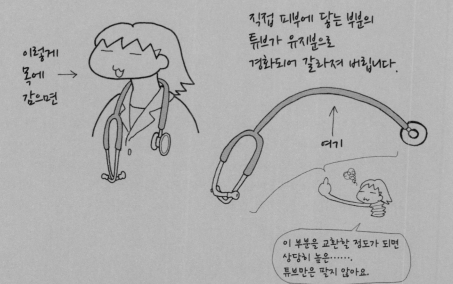

이 부분을 교환할 정도가 되면
상당히 높은······
튜브만은 팔지 않아요.

후 기

마지막으로, 「검사」의 입장에 관하여 적어 보겠습니다.

홈즈나 와트슨의 시대와는 달리 지금은 수많은 우수한 「검사」가 있는 시대입니다. 채혈 등의 화학적 검사, X선이나 CT, MRI 등의 영상검사의 발달로, 과학적이며 객관적인 「증거」가 점점 모이는 시대가 되었습니다. 자동적으로 「이상이 있어요!」라고 진단까지 해주는 검사기계도 점점 늘고 있습니다. 솔직히 말해 심전계에 내장되어 있는 자동판단기능이 네지코보다 몇 배나 우수합니다. 자칫하면 우리들은 그 편리함과 정확성에 얽매여서 신체의 소견을 보는 것조차 잊어버릴 수도 있습니다. 「환자의 안색 따위는 뒤로 미루고 데이터만 보면 된다!」는 상태에 빠지기 십상입니다.

또 최근에는 환자들도 의사를 신용하기보다, 검사편중주의의 경향이 있습니다. 확실히 내 감각보다도 검사가 훨씬 정확하고 맞는 듯한 기분이 듭니다. 그것은 어느 정도는 그러리라 생각합니다. 이제는 걸핏하면 검사에 의존하다 보니, 기계에 의지하지 않고는 진단을 내리는 능력이 점차 떨어지는 것처럼 생각됩니다.

하지만 반드시 그렇지도 않습니다.

의사로서 가장 중요한 것은 진찰을 통해 병명을 「알아 내는」 것입니다. 어떤 검사를 하면 되는지? 그것을 떠올리는 것은 유일하게 진찰에서 얻은 정보뿐이기 때문입니다. 누구라도 「심근경색일지도…」 라고 생각하면 심전도를 찍습니다. 심전도를 찍으면 기계가 자동으로 「심근경색입니다」라고 가르쳐줍니다. 하지만 문제는 그것을 떠올릴 수 있는가 없는가!!인 것입니다. 떠오르지 않는다면, 심전도계가 바로 옆에 있어도 심전도를 찍을 수가 없습니다. 생각이 미치지 못하기 때문입니다. 병명을 떠올리는 것, 그것이야말로 인간이 할 수 있는 유일한 일인 것입니다. 현대에 있어서 「돌팔이의사」는 필요한 검사를 「생각해 내지」 못하는 의사를 가리킨다고 생각합니다.

또 지금은 검사에 따라서 추리의 「정답」을 맞출 수 있는 시대입니다.

예전에는 정답을 맞출 수 없었습니다. 「답」은 환자가 죽은 후에, 해부하여 비로소 알게 되었습니다. 이전 환자의 실패체험을 다음 환자에게 활용해 가는 것이 의사의 일이었습니다. 그럼 첫 환자는 어찌 할 수가 없었겠네요. 지금은 여러 가지 검사가 발전하여 환자가 살아 있는 동안에 바로 「정답」을 찾아내게 되었고, 치료에도 활용할 수 있게 되었습니다. 좋은 시대가 되었다고 생각합니다.

뢴트겐이나 CT로 「답」을 찾으면, 그 후에 비로소 진찰을 합니다. 듣고 두드리고 만져봅니다. 처음에는 몰랐던 소견도 「거기에 있다」고 생각하면 이상하게 찾아내게 됩니다. 「간경변도. CT를 보면 간장이 커졌구나. 어디어디. …그렇구나, 이 심와부에 닿는 것은 간장인가!」라는 느낌으로, 감촉을 기억합니다. 그렇게 하면 다음에는 영상을 보기 전에, 진찰 단계에서 「딱딱한 간장이 만져진다」는 것을 알게 됩니다. 그렇게 회를 거듭할수록 안목과 듣는 능력이 풍부해집니다. 반복하면 할수록, 진단력이 향상되어 갑니다. 그렇게 실력을 쌓아가는 것입니다.

솔직히 말해서, 평소에는 그 기술이 그다지 도움이 되지 않습니다. 순전히 자기연마입니다. 하지만 유사시에 그 테크닉은 반드시 도움이 됩니다. 대재해가 일어나서 모든 검사를 할 수 없게 되었다 해도, 훌륭하게 일을 할 수가 있습니다. 외딴섬에서도, 갑자기 엘리베이터에 갇혀도 할 수 있는 것입니다. 전장에 보내져도, 술집에서 건강상담을 받아도, 비행기 내에서 「승객 중에 의사선생님 계십니까~?」라는 호출을 받아도 할 수가 있습니다. 든든하지요. 진찰 실력을 연마하면 여러분은 어디에 어느 지역·어느 시대에 맨몸으로 보내진다 해도, 평생 생계나 실직의 염려 없이 의료자로서 살아갈 수 있을 것입니다.

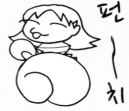

펀
치

참고문헌

● 저자(奈良信雄) 편 : 사진과 일러스트로 보는 신체소견-일상진료의 기본에서 증후별·각과별 진찰까지(写真とイラストでみる身体所見のとり方―日常診療の基本から症候別・各科別診察まで), 양토사, 2010

● 저자(奈良信雄) 편 : 임상연수 일러스트레이티드 시리즈 제3건 기본수기 [진찰과 검사] 개정 제4판(臨床研修イラストレイテッドシリーズ第3巻 基本手技[診察と検査] 改訂第4版), 양토사, 2011

● Bickley LS저, 저자(福井次矢) 일본어판감역 : 베이스진찰법(ベイツ診察法), Medical Science International, 2008

● Promedica 남산당 의학대사전(南山堂 医学大辞典) CD-ROM Version3, 남산당

● 저자(池田美佳) 외 : 당직의 매뉴얼 2013 제16판(当直医マニュアル2013 第16版), 의치약출판주식회사, 2013

● 저자(寺澤秀一·島田耕文·林寛之) : 연수의 당직어법도 제5판(研修医当直御法度 第5版), 삼륜서점, 2012

● 월간 Nurse(ナース) 전과 2011년 4월호~2012년 4월호

● 저자(葛飾北齋) 편 : 초접 호쿠사이 만화(전)(初摺 北斎漫画(全)), 소학관, 2005

기획 · 협력協力

종합 알기 쉬운 프로듀서 오오가미 타케히코

색인

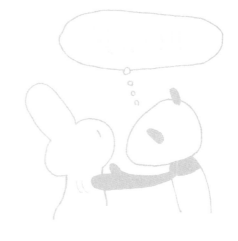

뇌, 그것은 마지막

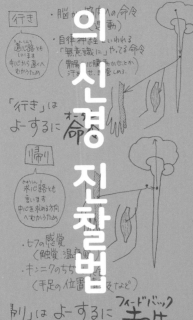

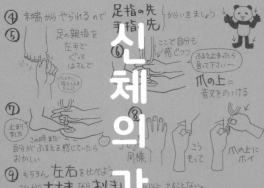

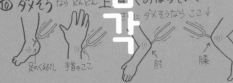

신체의 신경 진찰법

얼굴신경의 진찰법

신체의 감각

네지코의 **팍**하고 감이 오는
뇌와 신경의 진찰법

A5 판형 / 136 페이지
정가: 15,000원
ISBN 978-89-6278-433-6

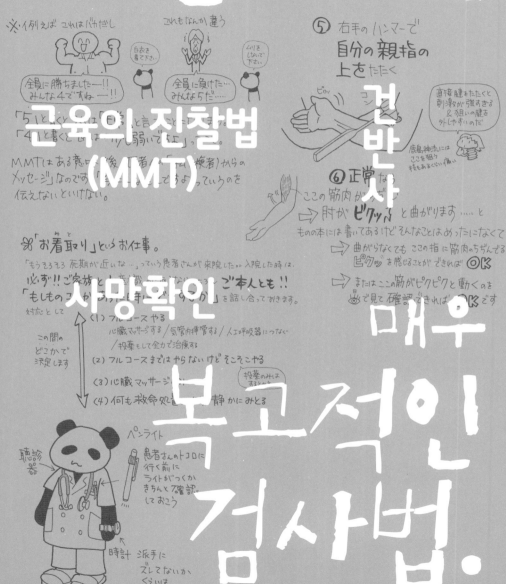

프런티어.

근육의 진찰법 (MMT)

건반사

사망확인

매우 복고적인 검사법.

※・例えば これはバカだし

これもなんか違う

白衣を着て下さい

ムリをしないで下さい

全員に勝ちましたー!! みんな4ですねー!!

全員に負けた… みんな5だ……

⑤ 右手の ハンマーで 自分の親指の上をたたく

ピカッ　コン

直接腱をたたくと刺激が強すぎる&狙いの腱をハズしやすいのだ

鹿島神流には ここを狙う 技もあるくらい痛い

「5」と書くと良くて... と言い 「4」と書くと 良い「少し弱い」っ...

MMTはある意味（後で）（患者）からの メッセージ」なのでこれ でるよ」っていうのを 伝えないといけない。

⑥ 正常な... ここの筋肉が... 肘が ビクッ と曲がります……と

ものの本には書いてあるけどそんなことはめったになくて

⇒ 曲がらなくても ここの指に筋肉のちぢんでる ピクッ を感じることができれば OK

⇒ またはここの筋がピクピクと動くのを 目で見て確認できれば OKです

✿「お看取り」という お仕事。

「もうそろそろ死期が近いな…」っていう患者さんが来院したり入院した時は。

必ず!!ご家族と... ご本人とも!!

「もしもの... 」を話し合っておきます。

対応として

この間のどこかで決定します

(1) フルコースやる
　心臓マッサージする／気管内挿管する／人工呼吸器につなぐ／投薬もして全力で治療する

(2) フルコースまではやらないけどそこそこやる

(3) 心臓マッサージ...

投薬のみはするとか

(4) 何も救命処置... 静かにみとる

ペンライト 患者さんのトコロに行く前にライトがつくかきちんと確認しておこう

聴診器

時計 派手にズレてないかぐらいはCheckしておこう